「やめられない」を「やめる」本

―脱・依存脳―

脳神経内科専門医
山下あきこ 著

小学館

「やめられない」を「やめる」本

——脱・依存脳——

脳神経内科専門医
山下あきこ 著

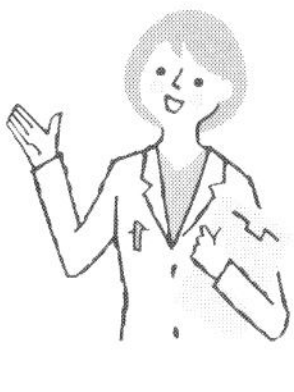

はじめに

私は25年間、内科医として診療に当たってきました。専門は脳神経内科です。脳神経内科は精神的な問題を扱うのではなく、脳・脊髄・末梢神経・筋肉の問題を扱います。対象となる病気としてはパーキンソン病、脳梗塞、認知症など、症状としては頭痛、めまい、しびれ、意識障害などです。そして、すべてではありませんが、それらの多くは生活習慣が原因となって起こっています。

例えば、お酒の飲みすぎで認知症や手足のしびれを起したり、食べすぎのせいで糖尿病、脳梗塞になったり、夜ふかしのせいで頭痛やめまいを起こしたりするのです。

やめたほうがいいとわかっているけれど、やめられないから起こる病気がなんと多いことでしょう。やめられない、つまり依存が病気をつくっているので、まずは依存の問題を解決することが、病気の根本的な治療であると私は思います。

依存は、依存症とは全く違います。依存症は精神科医が治療すべき疾患ですが、依存は病気ではなく、どんな人にもある心の状態です。その依存が様々な病気をつくり出すことを知って、病気を予防し、幸福に過ごしていただくことが本書のねらいです。

あなたの周りに、こんな人はいませんか？

「今日からタバコをやめます！」と周囲に宣言したけれど、その日の夕方にはタバコを買いに行く。

「1週間お酒を飲まない」と決意したけれど、3日後にはビールが冷蔵庫に並んでいる。

実は、これは10年くらい前の私です。とにかく私は自他ともに認める「意志が弱い人間」でした。ところがある時、ひょんなことから私は禁煙に成功することができました。その成功がきっかけになり、次はお酒をやめました。さらに、お菓子やスイーツを食べる頻度がかなり減りました。さらにさらに、早起きが苦手だった私が毎朝5時に起きるようになりました。ここまで到達するのに、「あっさり簡単にできた」とは言いません。しかし、ひたすら我慢と根性で頑張ったというわけでもありません。私は、最初の禁煙でやめるコツをつかんだから、「やめられない」をやめることができたのです。

私が禁煙に成功したコツとは、タバコを友人や恋人に例えたことです。

例えば、昔の恋人を思い浮かべるとします。つきあいはじめの頃は、好きで会いたくてたまらないけれど、いろいろと嫌なことがあって別れてしまうと、もうその人の顔も見たくないでしょう。

「そうか。タバコも同じように、好きな人だと思えば恋しくなるし、嫌いになった人だと思えば見たくもなくなるはずだ」。そう思ったのです。それから、タバコに関する嫌な出来事をあれこれと思い浮かべてみました。上司や同僚に注意されたこと、「くさい」と指摘されたこと、タバコがなくてイライラしてコンビニを探し回ったこと……。嫌な気持ちになった場面はたくさん出てきました。そして、こんな思いが湧いてきました。

「ロクなやつじゃないな、タバコって。癒してくれる味方だと思っていた自分がばかみたい」

そう思った途端に、タバコに対する嫌な感情が芽生えました。

それ以降、私はタバコが吸いたくなったら、タバコを注意されて嫌だった場面を思い出し、嫌な感情を引き出すようにしました。すると、吸いたい気持ちがみるみる消えていったのです。

飲酒についても、同じような手法をとったところ、うまくいきました。早起きについては、逆に早起きが大好きになるような工夫をしてみました。いろいろ試して成功すると、早朝の静かな時間が最高の宝物となり、やめられなくなりました。

この手法は私が勝手にひとりでやっていることでしたが、科学的な裏づけを調べてみると、根拠が多数見つかりました。やはり、脳科学や心理学の面から見ても、このやり方は有効なのだと確信したのです。そして、これは私だけ知っておくのはもったいないと患者さんの指導に役立てるようになったのです。

とはいえ、通常の内科の診療現場ではじっくりとカウンセリングを行う時間を確保できず、指導の不十分さを感じざるを得ません。

そこで、多くの方がこの手法を自分で実践することができるようにと願って、本にすることにしました。本書では、「やめられない習慣」を「ゾンビ習慣」と呼んでいます。ゾンビ習慣の正体や習性、対策法を知って、私と一緒に完全に撃退し、これからの人生を楽しみましょう。

目次
CONTENTS

第2章

ゾンビ習慣「やめたいのにやめられない」のはなぜ？

第3章

どうしたらゾンビ習慣から抜け出せる？

第4章 「やめたい習慣」別　依存しにくい脳の作り方と行動例

第5章 ゾンビ習慣＝「依存」脱却で待ち受ける未来

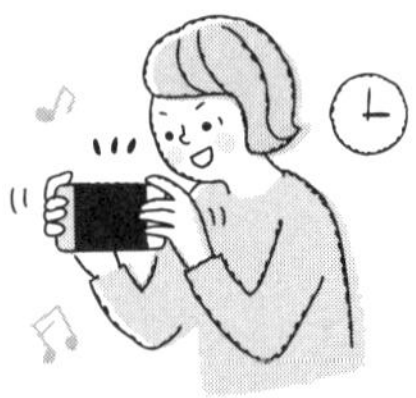

第1章

人をダメにする やめられない習慣＝ゾンビ習慣とは

1　心と体を蝕《むしば》む「ゾンビ習慣」

●ゾンビ習慣って何？

ゾンビとはいったい何でしょうか。インターネットなどで調べてみると、ゾンビ(zombie)とは、「何らかの力で死体のまま蘇った人間の総称」とあります。映画や小説の世界に登場する架空の存在ですが、もともとはブードゥー教において司祭が死者を蘇らせる儀式を行っていて、蘇った死者を農場で働かせる奴隷のように扱ったという記録があるそうです。そう聞くと、ゾンビは悪者扱いされているようですが、実は人間から都合のいいように使われているかわいそうな存在なのかもしれません。

このように、ゾンビは意志を持たない人間という意味で使われています。つまり、「生ける屍《しかばね》」。自分の意志に関係なく他人によってプログラミングされた通りに動き続ける存在と言えるのではないでしょうか。悲しいことに、ゾンビは自分で考えられないので、操られていることにすら気づいていないのです。自分がゾンビであることを良いとも悪いとも思っていません。だから、一旦ゾンビになってしまうと、もう後戻りできないのです。

●ゾンビ習慣があなた自身をゾンビにする

私が本書でいう「やめられない習慣」こそ、この「ゾンビ習慣」です。一度習慣になると、その行動について良いとか悪いとか深く考えることなく、ただやり続ける。そのうちにやめられなくなり、いくら健康を害しようとも、人間関係が破綻しようとも続けてしまう行動こそ、ゾンビ習慣。その習慣があなたをゾンビにするのです。

そうはいっても、本書を手に取ったあなたは今の習慣を変えたいという意志がしっかりとあります（よね？）。ゾンビ習慣に手を出してはいても、まだゾンビになってはいないのです。あなたには、取り返しのつかないところにまでいってほしくありません。まずは、気になっている習慣について、それがゾンビ習慣であることを自覚することが大切です。単なる好きで続けている習慣、何となく続けている習慣だと思っている限りは、ゾンビへの道から抜け出すのは難しいでしょう。ゾンビ習慣はあなたの行動だけでなく、感情や思考までじわじわと蝕んでいくのです。

それぞれのゾンビ習慣がもたらす害については、このあと詳しくご説明しますが、自分がこの先どうなるかを知らないから「このままでもいい」と言えてしまうのです。

この1章でお話しするのはとても大切なことです。ただの脅しではなく、事実をお伝えします。事実を知るか知らないかで、あなたのモチベーションが大きく変わるでしょう。今の行動が、未来のあなたを作ります。ゾンビ習慣を続けた結果、どんな未来が待っているのかを直視することが大切なのです。

●ゾンビ習慣は環境が作る

今、幸いにもタバコを吸う人は減っています。日本の喫煙率は昭和41年のピーク時で男性83・7％、女性18・0％でしたが、令和4年は男性25・4％、女性7・7％と大幅に減りました。依存性が非常に高い物質でありながら、これだけ減らすことができたのはなぜでしょうか。みんながタバコの害の深刻さを理解したから？　意志が強くなったから？

そうではありません。成功の理由は、環境が変わったからです。タバコのテレビコマーシャルやポスターがなくなり、テレビや映画でタバコを吸うシーンが放送されなくなったことが、大きな成果をあげたのです。医学雑誌『ランセット』で報告されたアメリカのダートマス大学の研究によると、映画の喫煙シーンを見た回数が多い子どもほど、喫煙を開始する確率が高くなっていました。そして今、広告規制や値上げの取り組みが功を奏して世界的な喫煙人口の減少を成功させることができました。

アルコールでもまさにこのことが起こっています。私は数え切れないほどのアルコール性認知症、アルコール性脂肪肝や肝硬変、飲酒が関連したがんを診てきました。お酒による体の害は言わずと知れたものですが、テレビや電車の広告で、素敵な俳優さんが幸せそうに飲む姿を見ると「あれを飲めばハッピーになれる」と思ってしまいます。私は現在お酒を飲まない生活をしていますが、以前は毎日飲酒をしていました。その頃は、1日の仕事を終えて帰宅し、今から夕飯を作るという時、缶ビールをプシュッと開けると疲れが吹き飛ぶような気がしたものです。しかし、残念ながら元気になるのははじめの数口だけで、夕飯、子どもの入浴、片づけと家事がまだまだ続くことに直面すると、すぐに疲れはやってきます。食事と飲酒で血圧が下がり、だるさや眠気と闘いながら寝るまでのルーチンをこなす羽目になるのです。

それでもまだ、それが普通だと思っていました。好きなお酒を飲んで何が悪いのかと。

しかしある時、「お酒ってデメリットのほうが大きいんじゃないか?」と思うようになりました。特に感じたのは、産業医活動を始めてからです。何千人もの患者さんの健康診断結果をチェックしていると、多くの人が肝機能障害や脂質異常で、要精密検査になっています。そんな人の生活習慣の回答欄を見ると多くが「毎日飲酒している」と記録されているのです。間違いなく、飲酒習慣のある人のほうが、ない人よりも「要精密検査」になる割合が多いのです。

自分自身の体調が悪くなり、イライラし、太って、お酒がないと満足しないようになり、さらに病気のリスクが上がるなんて、もうやめるしかないと思いました。そこから完全にやめるまで数年かかってしまいましたが、私は無事にお酒から卒業できました。

●ゾンビ習慣からは自分の意志で脱却できる

ところであなたは気づいているでしょうか。広告やメディアの情報に私たちの思考が左右されていることに。次章でご説明しますが、依存のもととなるホルモンはドーパミンです。ものが売れ続ける状態を作るには、買う人に依存してもらうことが効果的です。売るほうにしてみれば、「いつもあれがないとダメだ」と思ってくれたらしめたもの。そこで、近年は販売戦略のひとつに、ドーパミンマーケティングと呼ばれる依存を作り出す手法も取り入れられています。私がなぜこんな話をするかというと、ゾンビ習慣にハマっているのはあなたの意志が弱いからとか、未熟だからではないと伝えたいからです。やめられないのは、あなたのせいではないのです。知らず知らずのうちに、テレビや広告から入ってくる情報や周りの人たちの行動を見たり聞いたりしているうちに、自分もその行動を選んでしまうのは、脳の自然な働きなのです。

しかし、私たちは、自分の考えで行動を変えることができる人間です。そのことに気づいたなら、あなたはいつでもゾンビ習慣から抜け出すことができます。

さらに、ゾンビ習慣をやめるメリットは健康になることだけではありません。本来の人間の思考を取り戻したら自分で行動を選択できるようになり、ほかの習慣も連鎖的に変わっていきます。私は以前、お酒の習慣に加えてタバコも吸っていました。タバコをやめたら、アルコールもやめ、早起きになり、さらにパンや麺類などの小麦製品をあまり食べなくなりました。そうしたほうが体調が良いので、自然に摂取しないようになっていったのです。一気に進んだわけではありませんが、薄皮をはぐように、自分の生活習慣が少しずつ変わっていくのを体験してきました。

なぜこんなことが起こったのかと考えてみると、無意識行動ばかりの生活の中に、意識的行動が増えていったからだと思います。

自分の意志で自分の習慣を変えることができたら、それはあなたの自信になります。自信がつくとご自身の心や体の健康だけでなく、周りの人や地球環境などにも何かアクションを起こしたくなるものです。人は誰かの役に立ちたいという願望を持っています。

自分を変えることができたら、あなたの様々な行動に変化が表れ、人生に対するモチベーションが上がり、毎日が充実することでしょう。

2 依存の種類〈その❶ 物質依存〉

●普段食べているもので物質依存に

依存症になる物質といえば、麻薬、お酒、タバコなどを思い浮かべる人が多いと思いますが、ほかにも依存物質はたくさんあります。例えば、病院の薬もそうです。内科医をしていると、薬の依存になっている人によく遭遇します。一番多いのは痛み止めです。頭痛を何とかしようとして病院から処方された鎮痛薬を飲み、だんだん飲む回数が増えて薬の数が足りなくなり、市販の鎮痛薬を買いに行って飲む、ということを繰り返すようになります。そのうちに毎日大量の痛み止めを飲むようになっていたというケースがよくあります。

エナジードリンクや、滋養強壮ドリンクに依存して毎日飲んでいる人もいます。元気が出ない時にたまに買うのではなく、それがないと元気が出ないので毎日数本飲むのが当たり前になってしまうのです。飲むと元気が出ますが、その後ドッと疲れが襲ってきたり、集中力が切れてしまうことがあります。そうなったらもう1本飲めばまた復活するので、常備する必要が出てくるのです。

そして、最も身近な依存性物質、それは普段食べている食品の中にあります。チョコレート、ポテトチップス、パン、ラーメン、パスタ、カレーライス……。一度食べたらまた食べたくなるという衝動を起こさせる魅惑の食べ物。これらには加工の過程で様々な依存性物質が入り、私たちをやみつきにさせます。

あなたにはありますか？　毎日これがないと落ち着かないと感じるもの。常に家に置いておかないと安心できないものが。もしかするとそれは依存物質かもしれません。

●依存で壊れる人間関係

物質に依存するようになると、優先事項が変わってきます。

もともと、優先事項の1位が仕事、2位が家庭、3位が自分の趣味だったとします。ところが、これにお酒への依存が入ってくると、趣味の時間を飲酒にあてるようになり、さらには休日の家族との予定よりも家でお酒を飲んだほうがいいと思うようになり、最後には仕事中でも隠れて飲酒するということになりかねないのです。通常はあり得ない優先順位の逆転が、依存によって起こります。

タバコを吸う人が、仕事中に何度も席を離れて喫煙に行くことがあります。タバコを吸わない同僚から見ると、特に忙しい時などは「よくこんな時にタバコなんか吸いに行けるよな（しかも何度も）」と腹立たしい気持ちになるかもしれません。

しかし、本人にしてみたらニコチン補給で仕事の集中力を高めようとしている（かもしれない）ので、忙しい時こそ必要な行動だったりするのです。特にストレスを感じる仕事をしていると、「仕事のせいでイライラするから、仕方なくタバコを吸う」ということになります。つまり依存している本人にとっては、仕事をするうえでタバコは不可欠なものになってしまっているのです。

●依存でお金と信頼を失う

少し話が大きくなりますが、これからの時代を生き抜くのにとても大事な要素は「信頼」です。その昔、人間が生き抜くのに大切な要素は「力」でした。採集狩猟時代の人類は大きな動物を捕らえて食料を確保できる人が生き残りました。戦国時代も、腕力、戦力の強いものが仲間を増やし、勢力を広げていきました。しかし、それだけでは生き残れない時代がやってきて、次に必要とされたのは「お金」です。資本主義の世の中ではお金やものを動かすところに人が集まり、言うことを聞くようになりました。大企業が資金力で世の中のルールや政治さえ変えてしまう世の中になったのです。しかし、やっとそのような時代が終わりを迎えつつあります。大企業への就職よりも、信頼し尊敬できる人と働きたいという若者が増えています。大量生産の安ものよりも、質がよく環境にも良いものを長く大切に使いたいという本物志向が広がってきました。それはまさにお金よりも信頼を重視している証拠だと思います。

依存物質を追いかけ続け、大切な人にさえ無関心になっているようでは、信頼が得られず、ＡＩに仕事を奪われてしまうでしょう。

●ストレスと環境が依存を生む

もしかすると、依存は自分には関係ないと思っている方も多いかもしれません。しかし、依存は誰にでも起こり得ます。特に現代の日本では。

理由は大きく分けてふたつあります。ひとつは、現代人の精神的ストレスが高まっていること。不景気による経済的なストレス、都市部に住むことによる自然環境の欠如、睡眠時間の短縮、食生活の偏りによるビタミンやミネラルの不足、リモートワークなどによる人との交流機会の減少など、精神的ストレスを高める原因が増えているからです。人は、ストレスから逃れるためにシンプルな解決方法を求めます。何かを飲んだり、食べたり、吸ったりするような物質は、体に取り込まれるとすぐにホルモンや神経に作用するので

「効いた！」という満足感が素早く得られます。

ふたつ目は、依存性物質が手に入りやすい環境です。アルコールは以前、一定の距離や人口に対して販売が許可されていましたが、酒類の売り上げが低下したため、政府は２００６年に酒類の販売を完全に自由化しました。そのため、今はコンビニなどでいつでもアルコールを手に入れることができます。実はこんなに自由にお酒が買える国は世界でも珍しいのです。残念ながら政府による規制緩和の対策もむなしく、日本国内でのアルコール販売量は１９９６年以降年々減り続けています。しかし、酒飲みにとってはいつでもどこでも買えるといううれしい環境が整っているので、アルコール依存症患者の数は全く減っていません。お酒をたくさん売ろうと規制を緩めたけれど、売り上げが上がらずに依存症が増えるという結果を招いてしまったようです。

手に入りやすい依存性物質は、アルコールだけではありません。鎮痛薬や咳止めなどの薬剤はドラッグストアで高用量のものが買えます。エナジードリンクは様々な種類がコンビニの入り口付近にずらりと並んで簡単に買うことができます。ほかにもスナック菓子やパン、スイーツ類も魅力的なものが充実しています。

私たちは癒しを求めたらすぐに手に入るような世界に生きているのです。それが依存性物質だとは気づかずに買い求めているうちに、やめられなくなる可能性があります。

3 物質依存の代表例〈その❶アルコール〉

●アルコールの依存性

アルコールはどこでも購入できますし、禁止されているのは未成年者だけなので、食品と思っている方も多いと思いますが、れっきとした薬物で、アルコール依存は薬物依存のひとつなのです。もともとアルコールの用途は、燃料、消毒材、化合物の原料などです。そうした薬物を口から飲んでいるだけです。

なぜそんなものを飲むのでしょうか。理由は、酔って気持ちよくなれるからです。味がおいしいからと答える方もいると思いますが、味が同じで全く酔えない、気分も変わらない場合、満足できるでしょうか。多くの方が、気分を良くするための薬を使っているのだということに気づいてほしいと思います。

では、アルコールには、いったいどの程度の依存性があるのでしょうか？

２００７年発表の医学雑誌『ランセット』によると、依存性ランキングは１位ヘロイン、

2位コカイン、3位ニコチン、4位が合成麻薬 Street Methadone、5位バルビツール酸系薬剤、そしてアルコールが第6位でした。

適正な飲酒量は、純アルコールにすると1日あたり男性で20g、女性は10gです。飲み物でいうとロング缶（500㎖）1本程度、日本酒1合程度。女性はこの半分の量が目安です。女性の適正量が少ない理由は、乳がんなどのリスクが高いこと、依存症になりやすいからです。この適正量の3倍以上を飲み続けると、依存症になるリスクが高まります。日本酒を毎日3合飲んだとすると、男性なら10年で、女性なら6年で依存症になるといわれています。

アルコールに強い人は、弱い人よりも依存症になりやすいから要注意です。なぜなら、お酒に強い人はたくさん飲めてしまうからです。酔いにくいからといって、依存になりにくいわけではないのです。

●アルコールによる「脳」のダメージ

お酒を飲むと、アルコールによって脳が麻痺して酔った状態になります。アルコールは脳の前頭葉の働きを低下させます。前頭葉は人間らしさをつかさどるところです。社交性、我慢、思いやり、集中力、理性など、冷静に状況を見て、すべきこととすべきでないこと

1日のお酒の適量（アルコール20g）の目安

種類	アルコール度数の目安	純アルコール量	1日の飲酒目安
ビール	5%	20g	中瓶orロング缶1本（500㎖）
日本酒	15%	22g	1合（180㎖）
ウイスキー・ブランデー	43%	20g	ダブル1杯（60㎖）
ワイン	12%	12g	グラス2杯弱（200㎖）
焼酎	35%	50g	グラス1/2杯（100㎖）
酎ハイ	7%	20g	レギュラー缶1本（350㎖）

を見分ける力を持つ部位です。長期間、多量のアルコールを飲むと、小脳失調といって体のバランスが取れなくなったり、呂律《ろれつ》が回らなくなったりすることがあります。手足のしびれや痛みなどの末梢神経障害になることもあります。

　また飲酒習慣はうつ病とも関連しています。アルコール依存の方の約19％がうつ病を発症しています。うつ病の人が飲酒をすると理性が働かなくなり、危険行為が起こりやすくなります。

　飲酒は睡眠にもよくありません。寝つきが悪いから寝る前に酒を飲むという人が多いのですが、寝つきがよくなっても、睡眠の途中から浅い眠りが朝まで続くパターンを取ることが多いので、結局あまり寝た気がしないとか、疲れが取れないという結果になります。ちなみにアルコールによって眠っている間の記憶の整理がうまくできなくなり、前日の記憶が残りにくくなります。しかも、いい記憶よりも悪い記憶のほうが2倍多く残るという報告もあります。翌朝は、疲れが取れていないうえに嫌な記憶が残っているなんて、飲んでいる時の幸福感が、不幸で倍返しされているようです。

●アルコールによる「体」のダメージ

アルコールは、がん、糖尿病、痛風、肝硬変、高血圧などたくさんの病気の原因です。少量の酒は体に良いという情報が、本当にたくさんあります。古くは「酒は百薬の長」と中国王朝の皇帝が言ったと言われています。実際に研究でもJカーブといって、全く飲まない人よりも少量飲酒する人のほうが長生きであると報告されています。この研究は酒好きの人にはうれしいことだと思いますが、私は怪しいと思っています。なぜなら、以前、大量飲酒して体を壊し、今は飲めない状態になっている方は、飲酒量ゼロの人にカウントされているからです。お酒が飲めないほど体調が悪い人は、長生きできない可能性が高いでしょう。近年行われた195か国の研究では、飲酒量ゼロが最も疾患リスクが低いと報告されています。

4─物質依存の代表例〈その❷ニコチン〉

●ニコチンの依存性

前述した医学雑誌『ランセット』に報告された依存性ランキングでニコチンは、ヘロインとコカインに次いで3位でした。２０００年にイギリスで発表された研究では、依存性を3つに分けて評価しています。「使用者が依存性になる割合」ではニコチンがほかの薬物を抜いて1位でした。「依存症になった人の禁断症状の強さ」はアルコール、ヘロインについで3位、「依存症の人がやめる難しさ」はコカイン、ヘロイン、アルコール、ニコチンはいずれも同じでした。麻薬中毒の人と同じくらいやめるのが難しいと言われると、禁煙することに不安を感じるかもしれませんね。でも、すでにやめることができた人はたくさんいて、あなたもそのひとりになろうと思えばなれるのです。そのためにこの本があります。

タバコを吸うと肺からニコチンが吸収されて血液とともに脳に届き、わずか7秒でスッキリとストレスが抜けるような錯覚を味わうことができます。そのかわり、快感が味わえるのはほんの数秒です。自分の依存の程度は次の項目をチェックしてみましょう。

ニコチンはヘロインやコカインなどの麻薬と同じくらい依存性が高い

■ **使用者が依存症になる割合** **ニコチン** ＞ ヘロイン ＞ コカイン ＞ アルコール ＞ カフェイン
■ **依存症になった人の禁断症状の強さ** アルコール ＞ ヘロイン ＞ **ニコチン** ＞ コカイン ＞ カフェイン
■ **依存症の人がやめる難しさの度合い** 【コカイン ＝ ヘロイン ＝ アルコール ＝ **ニコチン**】＞ カフェイン

Royal College of Physicians：Nicotine Addiction in Britain：A Report of the Tobacco Advisory Group of the Royal College of Physicians. 2000 より作図。日本医師会HPを参考に編集部が作成

□タバコが吸えない仲間とのつきあいを避けたことがある。
□禁煙や本数を減らそうとして、できなかったことがある。
□病気で体がつらい時もタバコを吸ってしまう。
□吸うつもりよりも、ずっと多くタバコを吸ってしまう。
□タバコのために自分に健康問題が起きているとわかっていても吸ってしまう。
□禁煙したり、本数を減らした時に、以下（　）の中の症状のどれかがあった（イライラ、落ち着かない、集中できない、憂うつ、頭痛、眠気、胃のむかつき、脈が遅い、手の震え、食欲または体重増加）。

これは、厚生労働省「e‐ヘルスネット」にある「TDSニコチン依存テスト」から一部抜粋・改変したものです。ひとつでも心あたりがあれば、ニコチン依存の可能性があるので、注意が必要です。

5 物質依存の代表例〈その❸甘味料・グルテン・脂質〉

●スイーツの何がいけないのか

最近、脂肪肝の人が増えています。見た目は太っていないのに、肝臓には脂肪が霜降り状についているような状態の方が！　これはとても危険な状態です。

日本の健康診断で肝機能が正常といわれても、肝機能を表す数値のＡＳＴまたはＡＬＴが男性31以上、女性20以上の場合は、脂肪肝や肝臓の炎症が存在します（『肝機能検査、肝障害においてｌ健診における問題点』岡野武ら／総合健診　２０１５年）。

アルコールを飲んでないのに、若い人が脂肪肝になっている原因、それが糖です。糖質はスイーツに大量に含まれます。ほかにもパンやパスタ、ラーメン、うどん、ごはん、せんべい、ジュース、缶コーヒーも糖だらけ。

内臓脂肪が溜まるのは、見た目の肥満より厄介です。これが血圧や糖尿病などのリスクを上げて、脳卒中や心筋梗塞に発展することがあるのです。

砂糖と主な人工甘味料

種類	1gあたりのカロリー	砂糖と比べた甘味度	特徴
砂糖（ショ糖）	4kcal/g	1倍	消化管でブドウ糖と果糖に分解・吸収され、血糖値を上げる
アスパルテーム	4kcal/g	200倍	2種のアミノ酸から合成
アセルファムK（アセスルファムカリウム）	0kcal/g	200倍	酢酸由来のジケテンとスルファミン酸の合成反応をもとに生成
スクラロース	0kcal/g	600倍	砂糖を化学処理して生成
サッカリン※	0kcal/g	350倍	1880年代に世界で最初に商用化された化学合成甘味料

※米国や中国では大量に使用されているが、日本では食品衛生法による制限があり、食品にはあまり使われていない。
厚生労働省2021年度報告資料などを参考に編集部が作成

●添加糖類の甘さは砂糖の600倍

食品に添加された甘味料が添加糖類です。様々な種類がありますが、アスパルテームの甘味度は砂糖の約200倍、サッカリンナトリウムは350倍、スクラロースは600倍です。コスパが良く後味もさっぱりしているといわれ、カロリーオフのダイエット甘味料としても重宝されています。砂糖は自然のものですが、人工甘味料は合成化学物質、つまり薬のようなものです。

「甘味」はドーパミンの分泌を増やし、砂糖を摂取した場合、通常のドーパミンの1・4倍にもなります。ドーパミンについては後述しますが、依存のカギとなるホルモンです。食べ物への依存が世界中で増えており、そのひとつが甘味料によるものです。

●果糖の強い依存性

アスパルテームやスクラロースなどの人工甘味料は、ダイエット食品や飲料によく使われています。甘味料に依存している人は摂取量が増加していきます。また、果糖ブドウ糖液糖もコーンスターチを使って化学的に作られた人工甘味料のようなものですが、これにも強い甘みがあります。そしてそこに含まれる「果糖」には依存性があります。通常の食事なら、ある程度食べたらレプチンというホルモンで満腹シグナルが発せられますが、果糖は食べてもレプチンが増えません。いくら食べてもお腹いっぱいに感じられないので、必要以上に食べ続けます。アメリカではこの100年間で果糖の消費量が6倍になっています。

●小麦のグルテンとは

「グルテンフリー」という言葉を聞いたことがある方も多いと思いますが、グルテンとは主に小麦に含まれるタンパク質の一種です。このグルテンは、粘りを出す特徴があってモチモチ、ふっくらを作ってくれます。パンなどによく使われ、薄力粉＜中力粉＜強力粉の順に多く含まれます。

グルテンにアレルギー反応を示して、下痢や腹痛、頭痛、強い疲労感などの症状を引き起こす病気があり、「セリアック病」と呼ばれています。テニスプレーヤーのジョコビッチ選手はこの疾患の診断がつき、医師の指導で小麦製品を食べるのをやめました。その結果、長年や悩まされていた症状が消えて、テニスの世界選手権で優勝するという快挙を成し遂げました。この件で彼は食の重要性を強く感じるようになり、書籍も出版しています(『ジョコビッチの生まれ変わる食事』ノバク・ジョコビッチ／扶桑社)。

グルテンは「リーキーガット症候群」といって、腸の粘膜細胞の状態を悪化させることもあります。細胞と細胞がくっついているところ(ガット)に隙間が生まれるので、その隙間から腸内に入ってきた有害物質が体内に取り込まれたり、逆に体内にある大切な成分が出ていったりします。すると、有害物質が体に入ることでアレルギーや、栄養障害を起こしやすくなるのです。

●油は体に悪いのか

油は体に必要な成分です。脳も、全身に存在する細胞膜も、性ホルモンも、すべて脂質で成り立っています。脂質が足りないと臓器の障害が起こり、ホルモンは不足し、エネルギーを作ることもできません。ところが、健康のためには脂っこいものを控えるほうが良いと思っている人が多いようです。病院の栄養指導でもいまだにそんなことを言われるようですが、その伝え方は間違いです。油全部が悪いわけではなく、健康を害するのはトランス脂肪酸をはじめとした人工的な油や、酸化した油です。油は脂肪酸の種類で分類されますが、偏った種類の油の摂りすぎも病気のリスクを高めます。

●トランス脂肪酸の有害性

アメリカやEUではトランス脂肪酸の使用は規制されていますが、日本では自由に使用できます。トランス脂肪酸はパーム油に水素を添加して固めた人工的な油です。サクサクした食感を出すのに有効で、クッキーやドーナツなどによく使われます。コーヒーフレッシュや塗りやすいバターやマーガリンにも混合されています。食品表示を見て、植物油脂と書いてあったら、トランス脂肪酸である可能性が高いです。摂取することで、動脈硬化が悪化し、心筋梗塞のリスクが高まります。

●とろーりまったりが脳を支配する

脂質は、糖質とセットで摂取すると最強の依存物質になります。前頭葉はこの組み合わせが大好きで、快楽を感じる中枢を刺激します。ですから、精神的なストレスを感じた時などには、そのストレスを打ち消すためにアイスクリームやシュークリームなどの、とろーりまったりした快楽物質を食べたくなるのです。

6 依存の種類〈その❷プロセス（行動・行為）依存〉

●行動による興奮がプロセス依存を呼ぶ

依存は行動や行為でも起こります。これをプロセス依存と呼びます。こちらは体に有害物質が入ってくるわけではありませんが、その行動によって刺激を得ることで、脳のホルモン分泌に変化が起こって興奮状態となり、その行為を繰り返したくなるというものです。プロセス依存の中には、ギャンブル障害、ゲーム障害、SNS依存、ポルノ依存、買い物依存、食べ物依存、運動依存、仕事依存、窃盗症、病的放火、ためこみ症、抜毛症に加え、リストカットなどの自傷行為などがあります。

物質の依存でも同じですが、プロセス依存になりやすい傾向があるのは、社会的なつながりが希薄な人や人間関係に不安を抱きやすい人です。そのプロセスで不安をかき消し、ネガティブな感情を忘れさせてくれるからです。

●YouTubeの罠

様々なコンテンツがあるYouTubeは、テレビでは得られない情報を手に入れることができますし、知識や教養を増やすのに役立つこともあります。また、いい話で感動したり、楽しい感情を呼び起こし、リラックスに役立つものも数多くあるでしょう。

しかしそれを見続けてもらうことが、配信側にとっては重要です。ですから、その人がよく見ている動画コンテンツの傾向や年齢、地域を分析して興味が湧きそうな次の動画が現れるのです。

動画がやめられなくなるのには、興味があるだけでは足りません。興奮や恐怖など、ちょっと感情が揺れ動くことがハマらせるポイントなのです。大人だけでなく子ども向けコンテンツにも最近は多用されていて、多くの場合が恐怖をあおったり、自分ごとと思わせる手法を用いて、次も見たくなるように構成されているのが普通です。

●SNSを見続ける

自分が投稿するわけではないのに、SNSで誰かの日常をずっと見続けてしまう。そんな人が増えています。なぜ見続けてしまうのでしょうか。それは、YouTubeと同じで、社会的な不安要素が大きいことがひとつの理由です。誰かとつながっていないと不安という気持ちは誰にでもあります。食欲や睡眠欲などの生理的欲求の次に起こってくる欲求が、仲間と一緒にいたいという気持ちです。周りの人間がどこで何をしているのか見ることで、その人たちと一緒にいるような安心感が得られるから、ついついのぞいてしまうのです。

ＳＮＳもYouTubeも、依存症になると脳に変化が表れます。中国で２０１２年に行われた研究によると、ネット依存症の人とそうでない人では、頭部の画像診断、ＭＲＩで麻薬などの薬物依存患者と同じ変化が認められていました。ネットを見るのが悪いのではありません。依存にならないようにする意識が大切なのです。

●衝動買いがやめられない

ネットストアでも、リアルなお店でも、買い物依存は起こり得ます。買い物にはふたつの魔力があります。

ひとつ目は、探して見つけるワクワクの魔力です。はじめは「あれが欲しいな」とぼんやり思っていたものが、だんだん「どうしても欲しい」という強い欲求に変わり、抑えきれない衝動に変わっていきます。もうすぐ手に入るという確信は脳を興奮させるので、買い物を決断する時が興奮マックスです。

ふたつ目は、自分のものにするという所有の魔力です。何かを所有することは、自己効力感を高めます。誰かを支配したような優越感、そして何かを攻略したような達成感も得られるでしょう。残念ながら、いくら多くのものを所有しても、高級な品を身につけても、それがその人の価値ではないことをみんな知っています。それでも、ものを持つことで人は自分の価値が上がったような錯覚に陥ってしまうのです。

しかしどちらも手に入った途端にポジティブな感情は下がっていきます。買う前は「あれが手に入ったら幸せだ」と思うのですが、手に入れてみると、思ったほどの幸福感はないので、またすぐに次の買い物をしたくなるのです。

●パチンコがやめられない

日本はギャンブル大国です。街を歩けばパチンコ屋さんがたくさんあります。警察庁の調べによると２０２２年時点で、７６６５軒もあるそうです。競馬、競輪、オートレース、モーターボート、宝くじもありますね。日本でギャンブル依存が疑われる人は約70万人といわれています。

さて、そのパチンコですが、人間の脳科学をうまく利用した仕組みになっています。まず、パチンコ店の騒音です。うるさい環境は人を興奮させ、「勝つぞー！」というやる気を高めます。

また、パチンコ玉が規則的に流れている様子を見ていると、思考が止まり没頭している感覚になります。さらに、リーチがかかって大当たりを予感させます。この「予感」や「期待」が脳に快楽を与えます。「もうすぐ来るぞー」という、ワクワク状態ですね。でも何度か来ると思ったのに逃してガッカリする体験を何度かするでしょう。

そして、ガッカリの後にやってくる「当たり」。この規則性のなさが、当たった時のうれしさを倍増させます。この大当たりの喜びは、得した喜びだけではなく、優越感も味わうことができます。店内放送で自分のことが言われ、周りに玉が入った箱が積まれていく様子は、成功体験となります。何度かこの体験をするうちに、パチンコ店に行けばワクワクと優越感が得られることを脳が学習してやめられなくなるのです。これは競馬や競輪など、ほかのギャンブルでも同様です。

●ゲーム障害

ニュースでは日本でも海外でも、ゲーム依存がきっかけで家族を殺傷する事件が後を絶ちません。親がゲームを取り上げたから、その報復のために親をあやめたとか、家にこもってゲームばかりするなら出ていけと兄弟に非難されたから刺したとか、本当に悲しいことが次々に起こっています。

これは、脳の前頭葉の機能が低下して理性が働かなくなっている状態です。そこまではなくても、ゲームに熱中する子どもや若者たちの脳に変化が起こっているだろうと予測されます。

２０２２年にゲーム障害は病気として認定されました。ゲーム障害にはこんな特徴があります。

1　ゲームのことがいつも頭にある。
2　ゲームを始めるとなかなかやめられない。
3　いつもよりゲーム時間を増やさないと満足できない。
4　ゲームができない状況になると、イライラ、ソワソワする。
5　ゲームが生活の最優先事項になる。
6　ゲームで明らかな問題が起こっているが、ゲームを続ける。
7　しばらくゲームをやめていても、また始めたら元に戻る。

ひとつでも当てはまると思ったら、ゲーム障害の可能性があります。ゲーム障害になると朝起きられなくなり、学校や仕事に行けなくなり、昼と夜が逆転した生活になっていきます。そして、ものに当たったり親に暴力を振るうという行為に発展する場合もあるのです。また、ゲーム障害の人はうつ病や自傷行為のリスクが高いことがわかっています。ゲームに没頭している間に、脳と心にはじわじわとダメージが及んでいるのです。

第1章 まとめ

- 無意識にその行動を続けさせ、徐々の心身を蝕むのが「ゾンビ習慣」
- 依存症には大きく分けて「物質依存」と「プロセス依存」がある
- ゾンビ習慣は環境で作られるもの。自分の意志で脱却できる

COLUMN
Dr.あきこの
脱・依存診察室

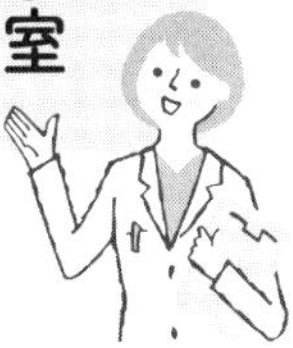

CASE 1
アルコール依存のあつしさん（35歳・男性）

山下「こんにちは。今日はどうされましたか？」
あつし「会社の健康診断で中性脂肪が高いので治療を受けてくださいと言われたんです」
山下「（血液検査のデータを見て）中性脂肪は８２３mg／dLですね。基準値は１５０までなので、確かに高いですね」
あつし「薬を飲んだほうがいいですよね」
山下「まず中性脂肪が高くなっている原因を見つけていきましょう。それがわかれば薬を飲まなくても下げられます」
山下「中性脂肪が高くなる原因は大きくふたつです。糖質か、アルコールです」
あつし「揚げ物や肉が悪いのかと思っていました。お酒は毎日飲みます。ビールは５００

mlを2本くらい、それから焼酎を2合くらいですかね。ラーメンやスナック菓子も食べますから、糖質も多いかもしれません」
山下「では、お酒を1か月間やめて、来月もう1回検査しましょう」
あつし「1か月も？　絶対無理。耐えられない。毎日飲まないとストレスが溜まります」
山下「最近飲みすぎて翌朝具合が悪くなったことはありましたか？」
あつし「実は先週の日曜飲みすぎちゃって、月曜は会社に行けませんでした」
山下「飲みすぎて記憶をなくしたり、けがをしたりしたことは？」
あつし「先月、店で飲んでいる時にほかの客とけんかしたらしいんです。覚えていないですが。それで頭をけがしました」
山下「あつしさん、もしかするとアルコール依存になっているかもしれません」
あつし「ちょっと飲みすぎかなとは思うけど、依存なんて絶対ないです」
山下「では1か月やめられますか？」
あつし「……」
山下「では、チェックしてみましょうか」

＊あなたも44ページの表で、セルフチェックしてみましょう。

あつし「24点でした。ヤバいですね」
山下「いつ頃から飲む量が増えましたか？」
あつし「２年前の４月に課長になったんです。部下が増えて、会議もずっと続いて、ストレスがすごくて、どんどん酒が増えていきました」
山下「話せる仲間はいますか」
あつし「同期で自分だけ課長になったから、愚痴とか言いづらくて。タバコを吸いに行っても人と話さなくなりました」

解説

あつしさんは、中性脂肪が高いことで受診されましたが、その原因はアルコール依存でした。会社での昇進による仕事量の増加、精神的な負担、人間関係が希薄になってしまったことなどが、お酒の増えた原因だったようです。まずは、依存の状態であることを自覚すること、ストレスがお酒の飲む量と関係していたことに気づくことが、依存から脱する第一歩です。

飲酒習慣スクリーニングテスト（AUDIT）

以下の10個の質問に最も近い回答を選び、その番号を□に記入、
合計点を出してください。

①あなたはアルコール含有飲料をどのくらいの頻度で飲みますか？

0. 飲まない
1. 1か月に1度以下
2. 1か月に2〜4度
3. 1週間に2〜3度
4. 1週間に4度以上

□

②飲酒する時には、通常どのくらいの量を飲みますか？※

0. 1〜2ドリンク
1. 3〜4ドリンク
2. 5〜6ドリンク
3. 7〜8ドリンク
4. 10ドリンク以上

□

③1度に6ドリンク以上飲酒することがどのくらいの頻度でありますか？※

0. ない
1. 1か月に1度未満
2. 1か月に1度
3. 1週間に1度
4. 毎日あるいはほとんど毎日

□

※日本酒1合＝2ドリンク、ビール大瓶1本＝2.5ドリンク、ウイスキー水割りダブル1杯＝2ドリンク、焼酎お湯割り1杯＝1ドリンク、ワイングラス1杯＝1.5ドリンク、梅酒小コップ1杯＝1ドリンクとします（1ドリンク＝純アルコール9〜12g）。

④過去1年間に、飲み始めると止められなかったことがどのくらいの頻度でありましたか？

0. ない
1. 1か月に1度未満
2. 1か月に1度
3. 1週間に1度
4. 毎日あるいはほとんど毎日

□

⑤過去1年間に、普通だと行えることが、飲酒のために出来なかったことが、どのくらいの頻度でありましたか？

0. ない
1. 1か月に1度未満
2. 1か月に1度
3. 1週間に1度
4. 毎日あるいはほとんど毎日

□

⑥過去1年間に、深酒の後、体調を整えるために、朝に迎え酒をしないと仕事に行けなかったことが、どのくらいの頻度でありましたか？

0. ない
1. 1か月に1度未満
2. 1か月に1度
3. 1週間に1度
4. 毎日あるいはほとんど毎日

□

問題飲酒
=
アルコール依存の判定

0〜7点

非飲酒／危険度の低い飲酒

お酒の飲み方に問題はありません。今のまま、上手にお酒とつきあっていきましょう。飲んでいない人は飲まないことを続けましょう。

8〜14点

危険度・有害度の高い飲酒

依存症には至っていませんが、飲酒に多少問題があります。今のままの飲み方を続けるとあなたの健康や生活に影響が出る恐れがあるので、減酒対策を考えましょう。

15〜40点

アルコール依存症の疑いあり

現在の飲み方は依存症の疑いがあります。専門医療機関での相談・治療を強くおすすめします。

⑦ 過去1年間に、飲酒後、罪悪感や自責の念に駆られたことが、どのくらいの頻度でありましたか？

0. ない
1. 1か月に1度未満
2. 1か月に1度
3. 1週間に1度
4. 毎日あるいはほとんど毎日

□

⑧ 過去1年間に、飲酒のため、前夜の出来事を思い出せなかったことが、どのくらいの頻度でありましたか？

0. ない
1. 1か月に1度未満
2. 1か月に1度
3. 1週間に1度
4. 毎日あるいはほとんど毎日

□

⑨ あなたの飲酒のために、あなた自身か、ほかの誰かがけがをしたことがありますか？

0\. ない
2\. あるが、過去1年間にはなし
4\. 過去1年間にあり

□

⑩ 肉親や親戚、友人、医師、あるいはほかの健康管理に携わる人が、あなたの飲酒について心配したり、飲酒量を減らすように勧めたりしたことがありますか？

0\. ない
2\. あるが、過去1年間にはなし
4\. 過去1年間にあり

□

合計点　□ **点**

厚生労働省「e-ヘルスネット」などを参考に編集部が作成

CASE 2

ゲーム依存のりささん（13歳・女性）

山下「こんにちは」

りさ「……こんにちは」

りさの母「娘は朝起きられなくて、学校に行けないんです。インターネットで調べて起立性調節障害じゃないかと思うんです」

山下「りささん、夜は何時頃寝ますか？」

りさの母「遅いんですよ！　昨夜も12時過ぎても起きてたよね？」

山下「りささん、起きている時は何をしてますか？」

りさの母「ゲームでしょ？　最近ずっとやってるんですよ。注意しても聞かないんです」

山下「お母さん、りささんとふたりでお話ししてもいいですか？」

りさの母「はい。じゃあ、外で待っています」

山下「りささん、どんなゲームをしていますか？」

りさ「ロールプレイングゲームかな」

山下「私はやったことないけど、おもしろい？」
りさ「はじめはおもしろいと思わなかったけど、強くなってきたら楽しい。やめられなくなって、つい朝までやっちゃって……」
山下「それで朝、起きられなくなったのかな？」
りさ「はい」
山下「お母さんには朝まで起きてるって、言ってる？」
りさ「いえ……」
山下「ゲーム以外に好きなことある？」
りさ「ダンスかな。幼稚園からやってた」
山下「今は？」
りさ「ちょっといろいろあって去年から行ってない」
山下「いろいろって？」
りさ「友達とけんかして……それからほかの子たちも私としゃべってくれなくなった」
山下「もしかして、その頃からゲームの時間が長くなった？」
りさ「うーん、そうかもしれない」

解説

りさんが不登校になっているのは起立性調節障害だからだと母親は考えていましたが、実際はゲームにハマって昼と夜が逆転し、起きられないのでした。りさんはダンススクールという自分の居場所をなくし、友人も減り、母親は子どもの問題に気づいてさえいません。こうした人間関係の希薄さが、りさんをゲームに向かわせたのだと思います。まずは親子で現実について話をし、ゲーム依存から抜け出そうと決意をすることから始めてもらうことになりました。

第2章

ゾンビ習慣「やめたいのにやめられない」のはなぜ?

1 ゾンビ習慣に支配される脳の仕組み

●「つい、またやっちゃった」にはパターンがある

「しばらくスイーツ買うのをやめておこうと思っていたのに、つい、買っちゃった！」

「今日こそ早寝しようと思っていたのに、また夜ふかししちゃった！」

やめたほうがいいと頭ではわかっているのにやってしまうこと、つまり決意したことを守れずに失敗することがあります。でも、失敗せずにやり遂げられる時もありますよね。

その違いは何でしょうか？

実は失敗するには理由があります。「私の意志が弱いからやめられないんだ」と自分を責める必要はありません。その失敗パターンを見つけ出すことができれば、心構えができてそのパターンを回避することができます。または、今はチャレンジするのに適していないタイミングだと思ったら、日を改めてスタートすることもできます。

失敗しやすい原因は、「心と体のコンディション不良」です。アルコール依存患者が禁

酒をしている時、再び飲酒を始めてしまうパターンは主に４つあり、頭文字をとってＨＡＬＴと呼ばれています。スイーツなどの食べ物依存にも当てはまるので、お酒だけでなく、食べ物に依存している傾向があると思ったら振り返ってみてください。

Hungry　空腹

(例）お腹がペコペコの時に我慢していたスイーツを見たら、買ってしまう

人はカロリーが不足していると、食行動を起こしやすくなります。また血糖値が下がっていると前頭葉の働きが低下するので、自己コントロールが難しくなり、我慢できずに手が出てしまいます。

Anxiety　不安

(例）心配ごとがある時、いつの間にかストックしていたおやつを食べ始める

不安な時は、コルチゾールというホルモンが増加します。コルチゾールには、エネルギーを溜め込もうとする働きがあり、増えすぎると食べ物への欲求が高まります。逆に不安が強い時に空腹が感じられなくなり、食欲がなくなる人もいます。お酒に関しては、酔って不安を紛らす気持ちをラクにしようとして飲む傾向があります。

Lonely　寂しさ

(例) ひとりぼっちで過ごしている時、何かつまんで口に入れたくなる

母親が授乳する時に分泌されるオキシトシンというホルモンがあります。オキシトシンは乳頭刺激で乳汁の分泌をよくするとともに、人の幸福感を高める働きがあります。授乳の時には母親だけでなく、赤ちゃんにもオキシトシンが増えます。このオキシトシンは、日常の多くの場面、人との交流や接触でも分泌されます。逆に、孤独を感じている時は、分泌が少なくなるため、幸福感が下がっていると考えられます。その場合、口に何かを入れることでも分泌され安心するのです。食べること、飲むことは、赤ちゃんが口にくわえているおもちゃのような役割なんですね。

Tired　疲れ

(例) クタクタに疲れて仕事から帰宅した時、体に良い食材を使って料理するよりも、手軽なスナックをとりあえず口に入れようとする

疲労は前頭葉の働きを低下させて、空腹と同じように自己コントロールを難しくします。さらにコルチゾールも疲労と関係しているので、エネルギーを取り込もうとして、食べたり飲んだりしたくなるのです。

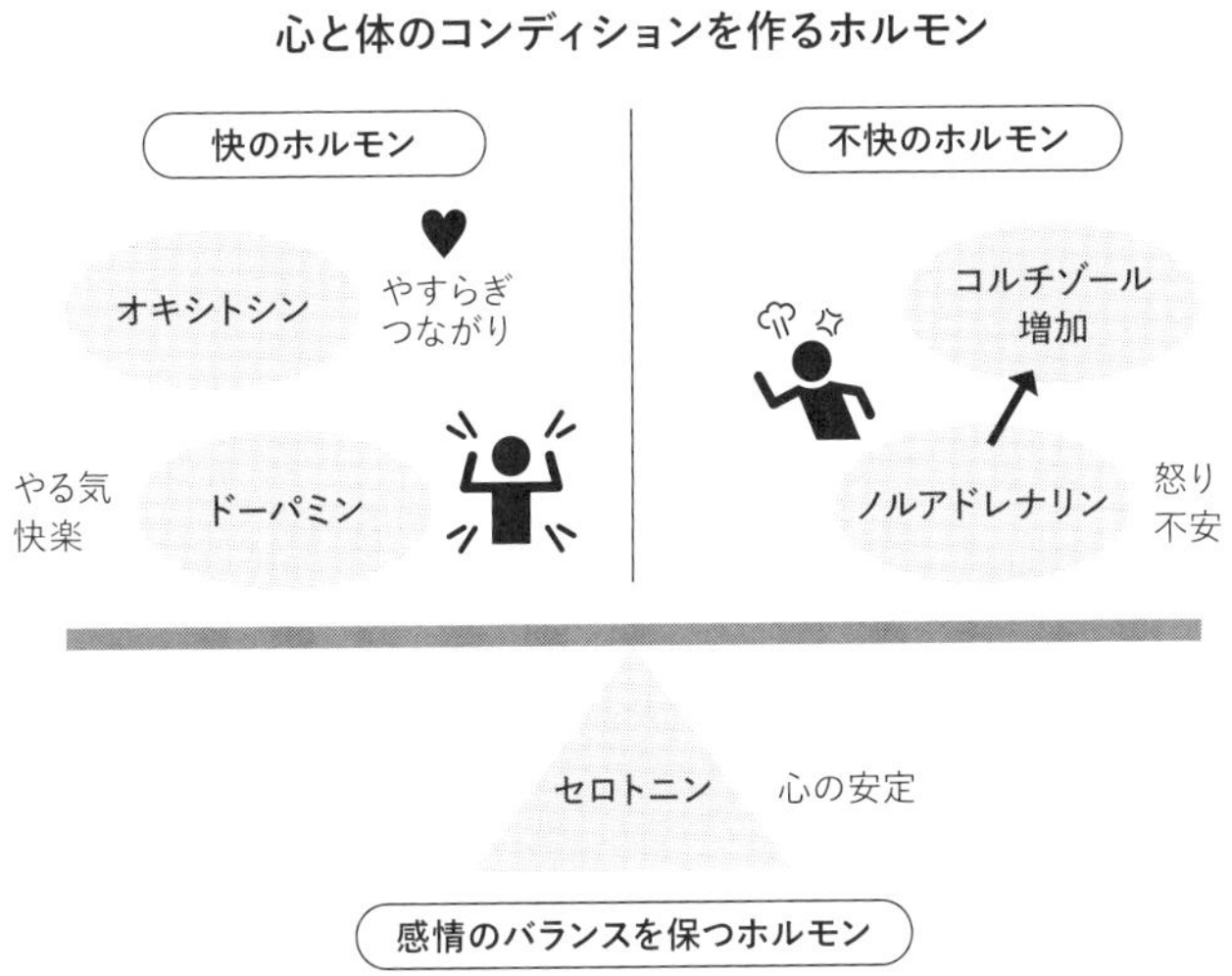

ＨＡＬＴに加えて、睡眠不足や怒りも前頭葉の働きを低下させるので、やめたいことをついやってしまうきっかけになります。

さらに、社会的な圧力も関係します。「まあ、飲めよ」と上司にお酒をすすめられたり、友人や目上の人から「おいしいから食べてね！」とおやつを差し出されたら、断るのはちょっと難しいですよね。

失敗パターンは、状況や人によって違います。今まで失敗したことも、これから失敗することも、把握すればそれは予防に役立つ学びになります。

●生きるために必要な「快楽」

失敗の原因となるものは、そのほとんど

がストレスですね。人は空腹になるとストレスを感じます。すると、そのストレスを打ち消すために快楽中枢を刺激しようとして何か行動をします。

食べ物を食べた時にその空腹というストレスが消えて、幸せを感じたら、「あ、空腹という苦しみは、食べることで消えるんだ」と脳が学びます。もし、狩猟生活をしていた昔の人類が食べることで快楽を感じられなかったら、頑張って野獣と戦ってまで食べ物を得ようとしないでしょう。私たちも食べることが喜びだから、疲れていても料理をし、お金を払って食事をします。

●快楽のスイッチ

ところが、人類が狩猟生活をしていた時代と違って、現代はこの快楽中枢を刺激するものがあちこちに存在しています。コンビニ、スマホ、パチンコ店など、快楽のスイッチは日本中にあふれています。お酒もタバコも甘いものも、昔からありました。でも今のように健康を害するほど依存する人が増えないですんだのは、手に入りにくい状況だったからです。今は、手を伸ばせば快楽スイッチだらけ。だから、ちょっとストレスを感じたら、手軽に快楽を手に入れてストレスを消せばいいと思うようになったのです。

例えば、こんなふうにです。

（疲れた。だから、）コンビニで甘いものを買おう。
（客に怒られた。だから、）帰りに酎ハイを買おう。
（退屈だ。だから、）動画を見よう。

こうした行動が悪いといっているわけではありません。お菓子や酎ハイを買うのも、隙間時間に動画を見るのも、はじめは小さなストレスがきっかけになっているということです。でも、多くの場合は（　）の中にあるストレスを見逃して無意識に行動しています。私たちは、自分のストレスには目を向けずに快楽が手に入るスイッチを押しているのかもしれません。そして、はじめはストレスがきっかけだったけれど、繰り返すうちに目に入っただけでスイッチをすぐに押してしまうようになります。

さらに、人が快楽のスイッチを押したくなる仕組みがあります。行動経済学ではナッジ理論といわれるもので、２０１７年にノーベル経済学賞を受賞したリチャード・セイラー氏は４つのポイントをＥＡＳＴという頭文字でまとめています。

Easy　簡単に手に入る。「どこでも買える、手軽、安い」
Attracitive　魅力的。「おいしそう、楽しそう。かっこいい」
Social　社会的な要因。「みんなやっている」
Timely　ニーズがある。「お腹が空いている、今なんとかしたい」

これらのポイントを押されると、人はついつい買ってしまうのです。

仕事帰りに、駅構内にあるパン屋さんの前を通りかかった自分をイメージしてみましょう。すぐに買えるし（Easy）、いい匂いがしておいしそう（Attractive）です。多くの人が買っていく（Social）のが見えます。あなたのお腹はぺこぺこ（Timely）です。どうでしょう、買いたくなりませんか？

今の世の中、快楽スイッチはコンビニの店内やスマホのアプリなど、至るところにあっていつでも押すことができます。そして、スイッチを押したくなるように企業のマーケティングの力が働いています。

●繰り返すほど好きになる

はじめは苦手だと思っていた人も、よく顔を合わせて話をしているうちに仲良くなっていることがあります。心理学で「単純接触効果」といい、頻回に接触するほどそれに対する好感度が上がるのです。だから、人は看板広告やテレビCMで慣れ親しんだものをつい買ってしまいます。このようにして快楽スイッチを何度も押しているうちに、あなたはそれがますます好きになり、心地よくなります。

さらにもうひとつ、繰り返すほどやめられなくなる理由があります。それは「正常バイアス」と呼ばれるもので「自分がやっていることが正しい」と思いたくなる心理です。お酒が好きな人に、「アルコールはがんや肝硬変、高血圧や認知症のリスクを上げます」と説明しても、「酒は百薬の長といわれます」とか、「少量飲んでいる人のほうが、飲まない人より長寿だというデータがありますよ」と反論されることが多いのは、自分がやってきたことを否定されるのはとても不快なものであり、何とか正しいことを証明しようという心理が働くからです。

長年やってきたことを「それが正しい」と認められると安心しますね。だから、何とかして心の中で正当化する理由を見つけ、これが正常だと信じようとするのです。

好きで、心地よくて、正しいことならやめる理由はありません。こうして、はじめはずっと続けるつもりもなかったのに、続けるほどにやめられなくなっていくのです。

2 人は「幸福貯金」がなくなると快楽で借金をする

●幸福は2種類ある

幸福は、ふたつの考え方に分けられます。古代ギリシャでは、快楽主義をヘドニア(hedonia)といい、幸福主義をユーダイモニア(eudaimonia)と呼びました。

ヘドニアは短期的な幸せであり、一般に快楽と呼ばれるものです。酒、タバコ、パンやお菓子、ギャンブル、セックスなどがあります。手に入ればすぐに心地よさや興奮が味わえ、やみつきになりやすいものばかりです。ゾンビ習慣の多くがこの快楽でしょう。

一方、ユーダイモニアは長期的な幸せで、自分や周りの人を豊かにし、温かい感情をもたらします。困っている人を助けた時には、心がほんわかと温まるような気持ちになります。それがユーダイモニアです。親切、奉仕、平和、良好な人間関係、信頼、愛、健康などがそれに当たります。華やかではなく、高揚感も興奮もありません。でも心が満たされて、やみつきになったりせず、「ないと苦しい」という渇望もありません。

●快楽の火はすぐについてすぐ消える

ヘドニア、つまり快楽はすぐに消え去ってしまいます。快楽は主に五感を使って感じ、それを体で感じられなくなると同時に「幸せ」な感覚が消えます。

ビールのひと口目を飲んだ時、お菓子を口に入れて甘さが広がった時、ギャンブルで当たった時、その快楽の瞬間はガツンと脳に刺激を与えます。それを人は幸せだと思うのです。しかし長続きはしません。感覚がなくなれば消える、ほんの一瞬の幸せです。それは炎に例えると、マッチの火のようです。マッチは擦るだけでぼっと簡単に火がつきますが、すぐに消えてしまいます。簡単に火がつくから、また次のマッチを擦りたくなります。

一方でユーダイモニアと呼ばれる幸福は、華やかではありませんがゆっくりと長く高温で燃え続ける炭火のようです。心が温まり続けていれば、次々とマッチに火をつける必要はありません。

●快楽の先に幸福はない

快楽の感覚が幸せだと思っているうちは、いつでも幸せは手に入ると思いがちです。「あれがあれば幸せだ」という考え方は、幸福の源が自分の外の世界にあるという認識からきています。しかし、幸福というのは自分の感じ方なので、手に入れるとか、与えられるとか、してもらうとか、そのようなものではありません。

例えば結婚する時に「幸せにする」と相手に言ったとしても、幸せは相手が感じるものだから「する」のは少し違う気がします。相手が幸せでいられるように願う気持ちはとても美しいのですが、あくまで感じるのは相手の心です。もしその相手が「うん、幸せにしてね」と本気で答えたら、ちょっと厄介かもしれません。その相手は自分で幸せを感じようとするのではなく、幸せにすると言った人が幸せを運んでくると思っているからです。

快楽を感じているのを幸せだと思って、ずっとその快楽を手に入れ続けたとしても、それが心の幸福につながることはありません。快楽が積み重なって心を満たすということはないのです。

●気づけば借金だらけに

お酒もお菓子もギャンブルも、たまにたしなむ程度なら体の害も少なく、依存することもないでしょう。しかし手軽に高揚感が味わえるなら、ついついまたやろうと思ってしまうものです。「あのコンビニにタバコが売っている。たまにだったらいいだろう。ちょっと寄っていこうか」と。

ところが、大抵の場合はその回数がちょっとずつ増えて、いつしか毎日になり、家にあるのが当たり前になり、1時間おきに吸うようになり、手元にタバコがないとイライラ、ソワソワするようになってくるようになります。ゾンビ習慣は、はじめは気楽に手を出せるものがほとんどなのですが、気づいた時には手を引くのが難しくなります。

こうなると、頭の中の多くの時間をゾンビ習慣に使うようになります。例えば、喫煙者がタバコについて思考を巡らせる時間は、こんな感じかもしれません。

起床時「タバコはどこかな」
朝の準備「出勤前に1本吸おう」
出勤中「吸える場所に寄り道する時間はあるかな」
勤務前「今日は忙しくなりそうだ。始業前に吸っておこう」
勤務中「早く吸いに行きたいな」
休憩時間「今、話しかけないでほしいな、さっさと喫煙所に行きたいのに」
禁煙ポスターを見て「会社のストレスで吸っているのに、喫煙者を悪者扱いするな」
休日に子どもと遊びに行く時「タバコが吸いにくいから行きたくないな」

タバコに関することをいつも考えるようになり、快楽優先の思考習慣ができてしまいます。同僚との会話、家族との時間、そうしたものは人とのつながりを深めて幸福な瞬間のはずなのに、それが快楽を邪魔するものに思え、十分に幸福を感じられなくなります。

すると、本当は幸福がちゃんとそこにあるのに、意識が快楽にばかり向かってしまうため、幸福度が上がっていきません。

幸福貯金には、積極的に幸福を感じようとする心のあり方が必要です。しかし、いつも快楽を追い求めていると、そばにある幸福に気づかず、幸福貯金が貯まりません。ヘドニアの快楽は、感じては消え去るので貯金にならず、いつも足りないという感覚になります。

快楽は、幸福貯金が足りない場合の借金なのかもしれません。寂しい、自信がない、誰かを恨んだり、批判している、そんな感覚にのみ込まれている人は、幸福を感じようとして快楽に手を出しやすくなります。

一方、愛されていると感じ、自信があり、人に感謝して生きている人は、心が満たされているので、快楽を求める必要なんてないのです。

3 ゾンビ習慣にはドーパミンが関係している

●やる気と探求のホルモンがドーパミン

脳や全身の神経は、神経細胞でできています。神経細胞の仕事は情報を伝えることです。頭で「手を動かそう」と思ったら、手の運動神経が動きます。これは、脳と体の神経細胞が連携プレーで情報を伝達しているからです。神経細胞は細長い形をしていて、その細胞の中では電気信号で情報を伝えます。そして、神経細胞の末端に信号が行き着いたら、シナプスと呼ばれる場所で次の神経細胞に情報を投げます。その投げる情報こそが、ドーパミンのような、神経伝達物質と呼ばれるホルモンです。神経伝達物質にもいろいろな種類がありますが、ゾンビ習慣に最も関係するホルモンがドーパミンです。

ドーパミンはやる気と探求のホルモンです。ほかにも体の運動、意欲、学習、記憶、注意力、視覚など様々な働きを持っています。幼少期はドーパミンの分泌量が最も多いので、子どもはいろんなことに興味をもって動き回ります。しかし、年を重ねると分泌量は減っていきます。

私は脳神経内科の専門医ですので、パーキンソン病の患者さんを数多く診察し、研究も行ってきました。パーキンソン病は中脳の黒質の細胞が少なくなり、ドーパミンの分泌量が減って起こる病気です。体の動きがゆっくりになったり震えたりする症状が有名ですが、意欲や集中力の低下、抑うつ、便秘、嗅覚障害など様々な全身の症状を来します。ドーパミンは私たちが元気で快適に日々の生活を送るために欠かせないホルモンなのです。

しかし、一方でドーパミンの過剰分泌は依存の原因になります。ドーパミンは脳の報酬回路と関係しています。快楽物質や快楽行動は、依存性が高いものほど多くのドーパミンを分泌させます。ドーパミンの分泌量はニコチンでは正常の1・5倍に増えます。コカインは2倍、アンフェタミンは10倍です。私たちが普段摂取している、ブドウ糖や脂肪もドーパミンの分泌量を増やします。ブドウ糖は1・4倍、脂肪は1・6倍です。口や腸のセンサーが糖質や脂質を含む食べ物を感知して脳に信号を送り、ドーパミンが分泌されます。

私たちの身の回りでは、野菜や魚、肉などのシンプルな素材が減って、加工された食品が増え続けています。その加工品の多くに糖質や脂質が多く含まれていて、また食べたいという欲求を起こさせています。

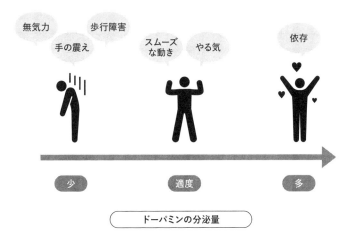

●予期するだけでドーパミンが出る

ドーパミンは、ワクワクのホルモンです。これから良いことが起こるのを想像するとワクワクしますが、この時ドーパミンが分泌されています。このワクワクも私たちを元気にしてくれる大切な感情です。希望、やる気、楽しみ、こんな気持ちがあるからこそ、私たちはつらいことがあっても前を向いて頑張れます。

予期した時にドーパミンが分泌されるのは、行動を促進するという働きがあります。街でおいしそうなドーナツの匂いのする店の近くを通るとドーパミンが出てワクワクし、その店に入りたくなるかもしれません。

あなたにゾンビ習慣があるとしたら、ど

んな時にドーパミンが出ていると思いますか？　どうしてもやめられないことがあって、繰り返し何かをしているとしたら、その行動の直前にワクワクがないでしょうか？

寝る前にスマホを見続ける人は、もしかすると手に取った時はタイマーをセットしようと思っただけなのに、ＳＮＳアプリの通知マークを見るとドーパミンが出て、ＳＮＳを見るという行動を起こしているのかもしれません。

ドーパミンが出るワクワクポイントを自覚すること。これが、ゾンビ習慣から抜け出すための大切な一歩です。

●刺激がないと苦痛！

厄介なことに、このドーパミンは、出せば出すほど、徐々に効きが悪くなります。そうすると「あれ、刺激が足りないのかな」となってより強い快楽スイッチを押すようになるのです。アルコール度数は低いほうから高いほうへ、タバコのニコチンはより多く、甘いものはより甘く、動画の描写もより刺激的な内容へと向かっていきます。

もともとは楽しんだり快楽を得るための刺激だったはずですが、その刺激が常にあるのが当たり前になると、刺激のないことが苦痛に感じるようです。子どもは退屈が苦手ですよね。長い話を聞かされるともう、じっとしていられません。もしかすると、大人もそうなりつつあるのかもしれません。

電車にただ座って窓の外を見ている人なんて、珍しくなりました。多くの人が電車で自分の位置を確保したらすぐにスマホを開きます。もし、この電車ではスマホを開いてはいけませんと言われたら、「退屈だ、どうしよう！」と感じる人がたくさんいるのではないかと思います。電車のスマホが悪いということではありません。私たちは刺激にあふれる世の中で、徐々にその刺激がないと耐えられないようになってきていると思うのです。

幸せと同じように、刺激もあなた自身の感じ方で変わります。五感からの刺激は常に入ってきています。それに気づきさえすれば、何か特別な刺激を求めなくても、今ここにある世界を、五感をフルに使って楽しむことができるのです。

今、私は静かな部屋でこの本を執筆していますが、耳を澄ませば遠くで車が走る音がして、窓を見れば柔らかな日差しが入ってきています。呼吸は穏やかでゆっくりしています。こうして本を書ける平和と幸せを感じています。

4 感情が習慣を作っている

●ゾンビ習慣にはいい感情がついている

いつかはこの習慣、やめないとね……と思いながらもやめられないのは、どこかに「やめたくない」という気持ちがあるからです。やめたくない気持ちには、細かく見ると思考と感情があります。ここではタバコを例にとって話します。

①思考

「タバコを吸うと気持ちが落ち着く」「喫煙所で仲良くなった人がいて、そこに行くのが楽しい」など、自分にとってのメリットです。

②感情

頭で考えたメリットではなく、自覚はしてなくても古い仲間に対する愛着のような感情があるはずです。

頭では、「タバコはくさいし、値段は高いし、吸うと体によくないし、家族や職場でも嫌がられている」とわかっているけれど、心の奥底ではそれに反論するように「それでも好き」「離れられない」と感じているのです。

なぜそんな感情があるのでしょうか。ひとつには、第1章でお伝えしたように繰り返し行うことで得られる好感度アップの「単純接触効果」があります。そして、もうひとつはよかった体験に基づく感情です。例えば、「入社1年目、仕事で苦しかった時に、喫煙所に行ったら同僚がいた。一緒に涙を流しながら励まし合った」というような感情を揺さぶる体験があったら、喫煙所は自分の心を安らかにしてくれた思い出の場所になります。ほかにも、仕事している真っ最中よりも、喫煙所でひと休みしている時のほうが安らいだ気持ちになっているので、タバコと安らぎがセットで記憶されて、さらにいい感情が強化されるでしょう。あなたがやめたい習慣にくっついている良い思い出には、どんなものがありますか？　その記憶があなたをゾンビ習慣に縛りつけているのかもしれません。

●教育・批判・思い込みが習慣を作る

私は子どもの頃、「給食は早く食べなさい」「残してはいけません」と言われていました。みんなと同じ時間にすべて食べ終わることができないと、昼休みに遊びに行かせてもらえず、掃除が始まっても教室の片隅で食べ続けている生徒もいました。今でも早食いや完食をよしとする教育が行われているところがあるようです。そのため、食事を残すことに罪悪感を覚え、つい苦しくても全部食べる、という人も少なくありません。大切な食材を残すのはよくないというのは、もっともな意見ですが、このような指導は自分の体調やキャパシティーを無視して食べすぎる習慣につながります。

自分で作った料理であれば量を減らしたり、調節することができますが、外食や買ってきた食品の場合、早食い完食は肥満のもとになります。

「腹八分目」とよくいわれますが、「残すのはよくない」という悪い感情がついている場合には実行がとても難しいのです。

また、お酒をやめようと思っても、飲み会でお酒を飲まないと「えー、何で飲まないの」とあからさまに批判されたりすると、飲まないのが申し訳ない気持ちになります。身につけたい習慣なのに、「他人に失礼なことをしている」というネガティブな感情がくっついてしまいます。

揚げ物やラーメンなど、ジャンキーな食べ物は幼い子どもにも大人にも人気です。確かに、糖質と脂質の組み合わせは脳が喜びますから自然な感情といえます。一方で、野菜サラダなど、ヘルシーな料理を選ぶ時にもネガティブな感情が起こることがあります。しかし、今の野菜は品種改良されているものがほとんどで、甘くて柔らかく食べやすくなっています。また、子どもよりも大人のほうが苦みを感じにくくなっているので、大人になっても「ピーマンは苦いから嫌だ」などという人はあまり見かけません。それなのに、野菜サラダより麺類や丼ものを好んで食べる大人が多いのはなぜでしょうか？

頭では野菜はおいしいとわかっていても、無意識に「ヘルシーだけどおいしくないもの」とレッテルを貼っているからです。幼い頃、「栄養があるから野菜を食べなさい」と大人に言われて渋々食べていた経験があって、「野菜はおいしく楽しむものではなく、食べさせられるものだ」というネガティブ感情がくっついている可能性があるのです。

●感情が行動を決めている

人の行動を決めるのは、感情です。服を買う時に、「こんな時は、こんな色の、こんな形がいいだろう」とTPOだけを考えて買う人は少ないと思います。たとえそれだけで選択したとしても、同じような条件のものがあって比較したら、最後の決め手は「それが好きかどうか」だと思います。逆にいくら条件に合う服が見つかったとしても、嫌いなデザインや色だったら、お金を払いたくないでしょう。

ですから、ゾンビ習慣といい感情がセットになっていたら、やめたほうがいいとわかっていても、それをやったらいい気持ちになると予測してしまうので、ドーパミンが分泌されてしまいます。だから、どうしてもその行動をとってしまうのです。逆に、やったほうがいいとわかっていても、それをやったら嫌な気持ちになると予測するとドーパミンのレベルは下がってしまいます。そうなると、たまには気合いで頑張れたとしても長続きしません。すぐに嫌になってやめたくなってしまいます。

●感情は身体感覚に左右される

「緊張して、胸がドキドキしてきた」
「腹が立って、顔が真っ赤になった」

そんなふうに、感情が変化することによって人の体が反応すると思われがちです。でも実はその逆で、体に変化が起こり、その後で感情が動きます。

異性とふたりで吊り橋を渡ったら、高所での揺れによって心拍が上がり、そのドキドキが相手への恋心だと脳が勘違いしてしまい、相手を本当に好きになる確率が上がるということがあります。吊り橋効果といわれるものです。

感覚には、体の外から受け取るものとは別に、体の中で起こっている変化があります。それを「内受容感覚」と呼びます。例えば、胸がドキドキする、呼吸が浅い、肩に力が入っている、などです。こうした感覚を感じる力には個人差が大きく、自分の心拍を数えることができる人もいれば、全く心拍が感じられない人もいます。内受容感覚は、自分の体の内側に意識を向け、感じようと心がけることで徐々に高めていくことができます。

体の感覚に敏感になって、反応をいち早くキャッチできるようになれば、自分の感情に気づきやすくなります。これは行動を選択するうえで、とても役に立ちます。

自分が怒っていることに気づかずに、声を荒げる人がいますよね。「怒らないでよ」と言われようものなら「怒ってないよ！」と、より一層怒りをまき散らすような人です。もし、顔が熱くなって胸がザワザワしているのを感じて「私、怒っているな」と気づくことができたら、怒りを鎮めるために深呼吸したり、その場を離れたりして自分の気持ちを落ち着かせることができるでしょう。

これはやめたい習慣に飛びつく自動的な反応をコントロールするのにも役に立ちます。パチンコ店の前を通りかかった時、体が浮き立つような感覚をキャッチして、ワクワクしていることに気づいたら、「今、ワクワクしているけど、ここでパチンコを始めることで本当にいい気持ちになれると思う？」と冷静になって、行動を選択するようになります。

5 ゾンビ習慣にハマる人とハマらない人の違い

●自分の心と向き合わない人はハマる

「イライラや不安などのネガティブ感情に気づかないほうが、ラクでいいのでは？」といわれることがあります。確かに、自分のネガティブ感情を過剰に意識して、怒ったり落ち込んだりするのはあまりいい状態ではないでしょう。しかし、無視すればいいかというと、それも違います。人は自分が処理できないほどのつらい出来事があると、その事実を記憶の奥底に閉じ込めようとします。

わかりやすい例に「インナーチャイルド」があります。インナーチャイルドを直訳すると「内なる子ども」ですが、心理学で使われる用語では、「傷ついた子どもの心」という意味で、幼い頃のつらい体験が、知らず知らずのうちに大人になっても行動に表れてくるというものです。例えば、親に周りの子どもと比較されて育った子どもは、愛されるために知らず知らずのうち、聞き分けの良い子を演じてしまいます。怒ったり泣いたりして自分の感情を出すことを控える癖がつき、自分の感情にも気づきにくくなります。

しかし、このように感情を押し込めていても、体は反応します。みんなに合わせてニコニコしていても、本当のところは嫌だなという感情があったら、顔はひきつり、体は緊張して肩が凝り、その場を離れるとどっと疲れを感じるでしょう。

そんな時、感じたストレスを打ち消そうとして快楽に走りやすくなります。職場や仲間内ではとても明るく元気にしていても、家に帰るとお酒やＳＮＳや動画、ゲームなどに没頭して溜まったストレスをなんとか解消しようとする人が、私の周りにもたくさんいます。

●期待に応えすぎる人はハマる

自分の心と違うとわかっていても、周りの期待に応えてしまう人がいます。困っている人がいるなら助けないといけないと思い、仕事を引き受けすぎるとか、両親や家族を喜ばせようと思い、過剰に頑張るとか、とにかく周りの期待に応えようとするあまりに、自分の心が置き去りになってしまう人です。こんな人は、気がつけば自分が目指す方向から人生の道筋がずれている、ということになりかねません。周りの意見を優先したり、周囲の人がやっていることに流されて道を決めると、成功しても大きな喜びは感じられず、挫折をした時に人のせいにしてしまうかもしれません。自分が決めた目標でなければやる気のスイッチが入りませんから、いつもやらされた感じになってストレスを溜めてしまいます。

他人の期待に応えるために、自分の心を置き去りにしてはいけないのです。本当はあれがやりたかったのに、とあとから悔やんでも、他人は責任を取ってくれません。

期待に応えすぎて疲れ果てている人もよく見ます。ひどい頭痛で私の外来の受診に来られた女性は、毎日子どもの弁当作りのために早起きをし、帰りの遅い夫のために夜遅くまで起き、睡眠時間は4時間前後が当たり前。昼は親の介護や仕事で自分の時間は一切持てないと言っていました。よくよく聞くと、子どもはすでに成人しており、弁当を作ってあげなくてもなんとかなりそうです。夫も自分のことくらいできるでしょうから、この人が体調不良になってまで頑張らなくてもいいんじゃないかと思ってしまいます。

しかし、ご本人は自分がそうしないと家庭が回らないと信じています。相手にしてあげることに依存している状態です。その方の頑張りは確かに家族にとってはありがたいと思いますが、それで病気になったら逆に困らせてしまうでしょう。病院に来るほどの不調を抱えているなら、まずは自分をケアする時間をとっていただきたいと思います。睡眠時間は7時間くらいを目標に確保してもらいたいところです。

このように、周りの期待に応えすぎると、心や体にストレスを溜め込んでしまうことがよくあります。周囲に合わせすぎて心身が疲労して、満足感のない毎日を送っていると、そのストレスを解消しようと快楽中枢を刺激するものに意識が向かうのです。

●変わりゆく自分に気づかない人はハマる

私たちは変化し続けています。同じ個体であっても、体も心も毎日同じ状態ではないのです。見た目は年齢とともに老化していますし、脳の働きや内臓の機能は1日たりとも細胞の老化を止めることはできません。それでも、私たち自身は、日々の中でその変化をはっきりと感じられることはほとんどありません。ゆっくりすぎて、変化が目に見えないのです。ところが、ある日、突然自分が老化していることに気づく瞬間が訪れます。

「こんなところに、シワができている！」

「近いところの文字が見えなくなった！」

そんな時、慌ててもとに戻そうと頑張る人がいます。

シワを伸ばす注射を打ちに行ったり、老眼にならないサプリを買いに行ったり。新聞広告のサプリの多くが老化にあらがうものです。肌、視力、関節、物忘れ。若々しくありたいと思って努力することは、無駄ではないですし、とてもいいことだと思います。しかし、老化して死ぬという事実をちゃんと受け止めないと、その変化に耐えられず大きなストレスになってしまいます。いくら頑張っても理想の状態にならないからです。

変化するのは体だけではありません。経験を重ね、環境が変わっていくことで、人の価値観も変わります。価値観が変わっていることに気づかないと、昔描いた夢や目標をずっと追いかけ続け、手に入れてみたら全然魅力を感じなかったということになりかねません。

●お金と地位を求めすぎる人はハマる

成功を求めて頑張っている人は、生き生きとして見えます。ドーパミンが出ているのがその様子から見てとれます。前述したように、ドーパミンは人に元気とやる気を与えてくれる活力ホルモンです。決して悪者ではありません。しかし、行きすぎると依存のもとになります。

快楽は短い間しか喜びをもたらしません。お金や地位も快楽と同じように長い期間の幸せを与えてはくれないのです。宝くじが当たっても、その喜びは一生続くわけではありませんし、収入が増えたら、もっと増えることを望むようになります。昇進した喜びも長くは続かず、同期に追い抜かれたりしないかとビクビクしたり、もっと上の地位が欲しいと思うようになるかもしれません。

それでも、人はお金さえあれば、地位さえあれば、と思って追い求め続けるのです。確かに、経済的に生活が苦しいとストレスが増え、幸せが感じにくくなります。ある研究によると年収８００万円が幸福度のピークで、それより年収が増えても幸福度は変わらないそうです。

お金と地位を求めすぎることによって、今ある幸福を感じられなくなっては本当にもったいないことです。そして、幸福貯金を使い果たすと依存行動を起こしやすくなるのです。家庭を犠牲にして仕事ばかりしている人は、注意が必要かもしれません。

第2章 まとめ

- ゾンビ習慣から抜け出せないのは「心と体のコンディション不良」
- ゾンビ習慣への依存は、ドーパミンの過剰分泌が一因
- 幸福貯金を使い果たすと依存行動を起こしやすくなる

COLUMN

Dr.あきこの脱・依存診察室

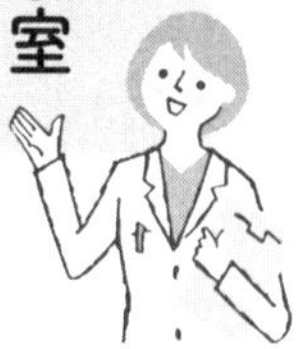

CASE 3 スイーツ依存のなおみさん（49歳・女性）

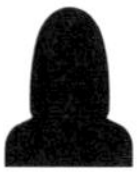

山下「なおみさん、こんにちは」

なおみ「先生、7日間おやつをやめるチャレンジをしました」

山下「私の本を読んで実行されたんですね。すごい！」

なおみ「でも、その後また食べるようになっちゃいました」

山下「お菓子が食べたくなったのは、どんな時でしたか？」

なおみ「母の介護に行った帰りです。朝から動きっぱなしでとても疲れていて、たまには自分にご褒美をあげようと思って、コンビニでシュークリームを買ったんです。そしたら、もういいかという気持ちになって毎日お菓子を食べるようになりました」

山下「早朝から忙しいんですね」

なおみ「はい、5時に起きて子どもたちの弁当を作ります。その後仕事に行き、帰りに母の家に寄り、帰宅したら夕食や片づけ、そして、一息ついたら甘いものが欲しくなるんです」

山下「お菓子は、家のどこでどんなふうにして食べますか？」

なおみ「食器を片づけ終わったら、テーブルに着いて、スマホを見ながらお菓子を食べます。気がついたらスナックを1袋空けてしまうことも多いです」

山下「仕事がない日やお子さんの学校が休みの日も、同じように食べていますか？」

なおみ「そういえば、休みの日はそんなに食べませんね。食べるとしても、家族と少しずつシェアするような感じです」

解説

なおみさんは、その日にあったストレスや疲れを、夜のおやつで癒そうとしているのかもしれません。心が大きなストレスを感じていない休日には、余裕をもってお菓子を楽しんでいるのですが、ストレスが大きい平日は、スマホに意識を向けながらとにかく口にお菓子を入れるような食べ方です。このような食べ方は、自分で予測したよりも多い量を食べてしまい、体へのダメージが大きいので注意が必要です。

CASE
4
ネットショッピング依存のあきよさん（32歳・女性）

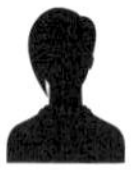

あきよ「先生、よろしくお願いします」

山下「あきよさん、今日は元気がないようですが、どうしましたか？」

あきよ「夫に買い物しすぎだとひどく怒られました。生活費を使い込んでしまって……いけないと頭ではわかっているんですけど、やめられない自分に落ち込んで、眠れない日も多いんです。それでつい夜ふかししてしまって、ずっと疲れがとれない感じがします」

山下「買い物って、どんなものをどこで買うんですか？」

あきよ「服とか、バッグとか、化粧品をネットで買っています」

山下「ネットショッピングは選んでいる時、楽しいですよね。クリックするだけで買えて手軽ですし」

あきよ「そうなんです。仕事を辞めて時間ができたので、ついサイトを眺めてしまいます」

山下「なぜ新しいのが欲しくなるんでしょう？　すでにたくさん持っているんですよね」

あきよ「友人たちとランチに行ったら、新しい服を着ている人が多くて、私は古いのしか持ってないから恥ずかしいんです。メイクもみんな上手で私より若く見える気がします。

私もきれいで若いって思われたいです」

山下「友人の中で、特に気になる人はいますか？」

あきよ「実は高校時代につきあっていた彼がいて、その彼と結婚している友人がランチによく来るんです。きれいだな、負けたくないなって思ってしまいます」

山下「でもね、あきよさん。若々しさを保ちたいなら、夜ふかしは厳禁ですよ。もし衝動買いしそうになったら、今持っているものを見直し、本当に必要か立ち止まって考えてみるクセをつけるといいと思いますよ」

解説

過剰にネットショッピングしすぎるあきよさんの行動は、人との比較や若さへのこだわりが隠れた原因でした。さらに、掘り下げて聞いてみると、たったひとりの誰かのために、家族の生活費まで注ぎ込んでいたのでした。

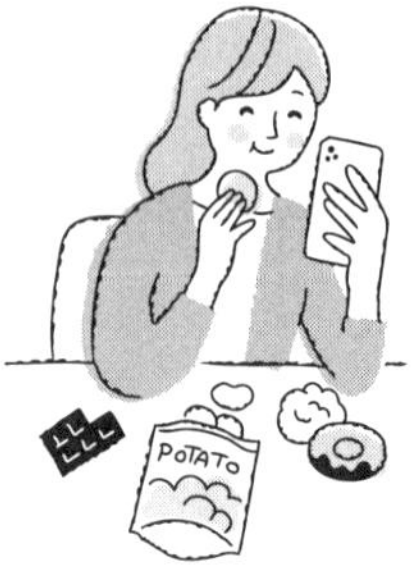
POTATO

第3章

どうしたらゾンビ習慣から抜け出せる？

1 脳ホルモンを利用する

●ドーパミン&レジリエンス強化でゾンビ習慣から抜け出す

ドーパミンは、良いことが起こりそうだと予期した時に出るワクワクホルモンです。ですから、ゾンビ習慣から抜け出せないのは「ワクワク」という感情がやめたい行動にくっついているからということになります。ワクワクする時、つまりテンションが上がるとその行動を起こしてしまうのであれば、ゾンビ習慣に手を出したくなるタイミングでドーパミンの働きを抑えてテンションが下がるように、工夫をすればいいのです。

逆に、身につけたい習慣があるのにできないのは、それをやろうとしてもテンションが上がらないからです。それなら、良い習慣を起こす時にテンションが上がる工夫をすれば良いということになります。ただし、ドーパミンだけをコントロールしようとしてもうまくいきません。脳の報酬系回路はストレスを感じ取ると、快楽中枢に刺激を送ってストレスを和らげようとするからです。

ドーパミンをうまく働かせるには、普段から幸福貯金を増やし、ストレスから回復する力を身につけておくことが必要です。ストレスによるダメージから回復する力はレジリエンスと呼ばれます。同じストレスを受けても、すぐに立ち直って前に進むことができる人もいれば、体調を崩したり、うつ病になる人もいます。この回復力を左右するのは心の持ちようだけではありません。食事、運動、睡眠リズム、人とのつながり、自然とのつながりなど、多数の要素が関係しています。ドーパミンを調整する工夫とレジリエンスを強化する方法を見ていきましょう。

●ドーパミンを抑制する方法

ドーパミンの分泌を調整してくれるホルモンはセロトニンで、興奮と鎮静のバランスを取る役割をしています。ドーパミンの分泌自体を減らすのは難しいですが、セロトニンを増やしておくことで過剰な分泌を防ぐことができます。セロトニンを分泌させるのに有効なのは、①日光を浴びること、②リズム運動、そして③食事です。

①日光を浴びる

日光を浴びる場合は、午前中の日が高く昇る前が効果的です。朝起きて1日の活動を始める前に外に出て日光浴をしましょう。窓辺に立つよりは靴を履いて外に出て、真上から日光を浴びること。屋外では曇っていても昼間は照度が3万2000〜10万lx（ルクス）

ですが、室内では２００〜３００lx（ルクス）。明るい感じがしても全く光の強さが違うので、やはり屋外がおすすめです。

②リズム運動

リズム運動といっても、ダンスでないといけないわけではありません。散歩やジョギング、ゴルフの素振り、縄跳びでもＯＫ。リズミカルに体を動かし続ける運動が効果的です。

③食事

食事は、トリプトファンというアミノ酸を含む食材を摂取するといいでしょう。トリプトファンは、魚、肉、大豆製品、乳製品、米などの穀類に豊富に含まれています。

そのほか、薬局などで売っているサプリメントにセントジョーンズワートがあります。これはドーパミンの働きを抑制し、気持ちを穏やかにする効果があるハーブ由来のサプリメントです。ただし、このサプリはパーキンソン病治療薬のＭＡＯ‐Ｂ阻害薬と併用することはできません。薬を飲んでいる人や精神的に不安定な場合には、医師に相談してから使用することをおすすめします。

●ドーパミンを分泌させる方法

身につけたい習慣があるけれど、どうもやる気が起きないとか、ワクワクなんてしない、という場合には、ドーパミンの分泌量を増やすように工夫してみましょう。

ドーパミンは、これまでお伝えしてきたように、良いことがあると思うだけで分泌量が増えます。しかしそれには感情が動くことが必要です。「良いことがある」と唱えてみたところで分泌量は増えません。感情を動かすにはコツがあります。それは、具体的な場面をイメージすることです。臨場感をもって、あたかもその場にいるかのように頭の中でバーチャル体験をしましょう。ありありとイメージする時には、五感を活用すると効果的です。五感は「視覚」「聴覚」「嗅覚」「触覚」「味覚」の５つです。どんなものが見えて、何が聞こえて、どんな香りがして、皮膚からはどんな感覚が伝わるのか、さらにどんな味がするのか。ＶＲグラスを装着したつもりで先取りのワクワク体験をしてみましょう。

例えば、夜ふかしをやめて早寝早起きするなら、そのワクワクを想像するといいですね。朝起きてカーテンと窓を開けたらまぶしい朝日が差し込んできて、鳥の声が聞こえる。うーんと伸びをしたら体がしゃっきりとしていい気持ち。コーヒーを準備するといい香りがして、ひと口飲んだら味わいが広がります。素敵な１日の始まりがイメージできましたか？

●レジリエンス強化法①　食事

食べ物は、様々な観点からレジリエンスを強化します。レジリエンスを高める食事法のすべてをこの本でお伝えすることはできませんが、食事によって栄養素が摂れるだけでなく、腸内細菌のバランスや概日リズムの調整ができます。セロトニンやドーパミンなどの材料となるのはタンパク質です。そして、体のエネルギーとなるのは糖質とケトン体です。特にケトン体は、糖質の19倍のエネルギーを産生してくれる優れもので、細胞の炎症を抑えたり、体内時計を整えてくれます。つまり、傷ついた体を修復して、ぐっすり眠って疲れを癒す働きがあるのです。ただし、ケトン体は十分な脂質がないと作ることができません。

このケトン体の産出を促すケトン食とは、糖質を控えて脂質を増やす食事のことです。脂質とタンパク質をしっかり摂って、糖質を摂りすぎないケトン食がレジリエンス強化に最適なのです。ケトン食療法は、がん、糖尿病、認知症、てんかんなど、様々な疾患の治療にも応用されています。ケトン食療法について詳しく知りたい方は『ケトン食の名医が教える糖質制限はやらなくていい　エビデンスにもとづいた科学的に正しい食事』（萩原圭祐／ダイヤモンド社）をぜひ読んでください。ライトに始めるなら、まずは卵、魚、肉、チーズ、アボカドなど、脂質とタンパク質が多い食材をふんだんに使って料理をして、さらにケトン体生成に効果的なココナッツオイルを調理油に使ったり、コーヒーに追加したりしましょう。パンや麵類、添加物の多い加工食品は極力控え、お米などの穀類は食べても大丈夫です。摂りすぎない程度に夕方よりも朝に多く摂ると体のリズムが整います。

●レジリエンス強化法②　運動

運動は心の状態を安定させるのにとても役に立ちます。気分が沈んでいる時でも、ジョギングに出かけて帰ってくると、スッキリ晴れやかな気持ちになったりします。

運動すると脳の血液がスムーズに流れるようになります。またBDNF（脳由来神経栄養因子）が増加するとセロトニンも増え、ストレスホルモンと呼ばれるコルチゾールを抑制するように調節されます。アルコール依存症で入院した患者を対象に行った実験では、1日10分程度のエアロバイクをこいでもらうと、アルコールが欲しいという気持ちがグッと抑えられていました。また別の研究ではタバコを吸っている人が運動をすると、タバコを吸いたい気持ちが減って次の一服までの時間が2倍、3倍に伸びていきました。

●レジリエンス強化法③　睡眠リズム

たっぷりぐっすり眠って、決まった時間に起きる生活を手に入れたら、かなりレジリエンスは強くなります。

睡眠はただの休息ではなく、脳と体を修復するために不可欠なものです。睡眠中に分泌されるホルモンには成長ホルモンがあります。成長ホルモンは子どもの成長に欠かせませんが、大人にとっても非常に重要です。長期間の睡眠不足で成長ホルモンが不足すると、疲れやすく活気がなくなり、意欲が低下してうつ症状を来すことがあります。たった1日徹夜しただけでも、脳の機能が著しく低下して認知症のリスクが上がります。睡眠不足が続いて、意識障害やてんかん発作、幻覚を来した患者さんを私は何人も見てきました。

SNSや動画に依存していると、早寝しなさいと言われても難しいと思いますが、睡眠の重要性は頭に入れておくべきです。とにかく、あなたのやることリストの中に「今日の就寝時間」を入れて、優先順位をあげてください。

●レジリエンス強化法④　人とのつながり

日本人の平均寿命は世界一を誇っています。あと数年で他国に抜かれるという予測もありますが、わずか35年の間に、平均寿命を約14歳も伸ばしました。

ハーバード大学公衆衛生大学院社会行動科学学部の教授、イチロー・カワチ先生は日本人が長寿である理由を調べ、そのひとつが「社会的なつながり」であると言いました。その理由は、周囲の人の影響で人の行動が変わることです。結婚すると野菜の摂取量が増え、離婚すると減るそうです。肥満の人はその友人も50％の確率で肥満になるという調査結果もあり、健康状態は周囲の影響が強いのです。

ふたつ目は、人と交わることで活動量が増え、頭もよく使うからです。3つ目は支援が得られることです。ものが足りない時は出し合い、情報を共有し、そして気持ちを支え合うという支援です。「向こう三軒両隣」という言葉があるように、昔の日本人は近所の人を家族のように扱い、協力して田畑を守り、支え合う文化を育んできました。現代はそんな文化も薄れてきましたが、依存症が増えている今だからこそ、昔ながらの日本のコミュニティーの復活が求められていると思います。

●レジリエンス強化法⑤　自然とのつながり

人間は進化の過程で99・9％の時間を自然とともに生きてきました。だから私たちの体は都会のビルやコンクリートよりも自然環境の中で過ごすことに慣れています。

森林セラピーを研究している千葉大学の宮崎良文教授らは、森の景色を20分眺めると、都会の景色を眺めた人よりも明らかに唾液中のコルチゾールが下がっていると報告しています。さらに、交感神経の活動や血圧、心拍も下がっていました。

そうはいっても忙しい日々の中で森に行く時間はなかなか作れないという方も多いでしょう。そんな時は、自然は街路樹でも公園でも観葉植物でもいいのです。

2 ゾンビ習慣を良い習慣に置き換える

●追い払うほどついて来る

「ビールをやめよう。絶対飲まないぞ」と思うと、以前よりも頻繁にビールの広告が目に飛び込んでくるようになったり、店のお酒コーナーがやたらと気になったりすることがあります。

実は人間の脳は、繰り返し考えたり人に話したりするとその記憶が強固になり、それに関連した情報を自然に集めようとする性質があります。

例えば、来週沖縄旅行しようと思ってテレビをつけたら沖縄特集をやっていたとか、車を買い替えたいと思ったら欲しい車の試乗フェアをやっているのに気づいたとか、そんなことが起こるのです。

人はそれを「引き寄せの法則」と呼ぶこともあります。説明がつかないような偶然の出来事を呼び寄せる体験も確かにあると思いますが、日常で体験する引き寄せの多くは、すでに周りにある情報をキャッチしているだけです。その人が特定の情報についてのアンテナを立てている時は、様々な角度から関連情報が飛び込んでくるのです。

脳幹網様体という部位は情報整理をつかさどっていて、その人に必要な情報を取捨選択して脳に伝えています。そうしないと膨大な情報を脳は抱えきれないのです。今この瞬間、あなたの手が本を触っている感覚や、座っている椅子がお尻に触れている感覚、読んでいるところ以外の文字、窓の外から聞こえる音などたくさんの情報を受け取っていても、脳幹網様体は文字が伝えてくる情報だけを脳幹から上の大脳へと伝えるようにしています。

しかし厄介なことに、その法則は欲しいものに限ったことではありません。欲しく

脳幹網様体（RAS）の仕組み

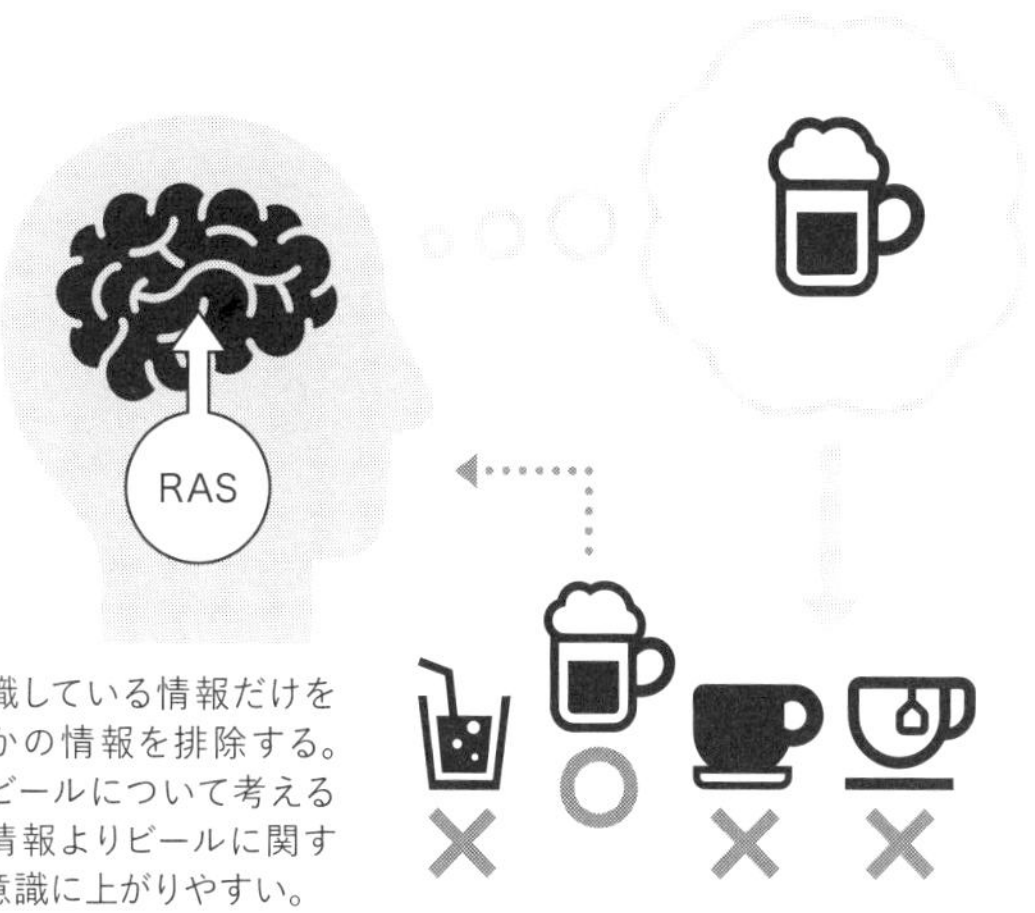

脳内に意識している情報だけを上げてほかの情報を排除する。例えば、ビールについて考えるとほかの情報よりビールに関する情報が意識に上がりやすい。

ないものでも考え続けていると同じことが起こります。「父親みたいな人とは絶対に結婚しない」と繰り返し言っていると、父親みたいな人と結婚するでしょう。「転ばないようにね」と子どもに言えば転ぶでしょう。

同じように「ビールは飲まない」とビールのことばかり考えていたら、ビールが飲みたくなるのです。脳はNOを理解できないことを知っておきましょう。そういう意味では「やめる」ではなく「変える」のもひとつの方法。ビールのかわりに、ほかの飲み物にこだわってみるのもいいでしょう。

●快楽はイリュージョン

ゾンビ習慣にくっついているいいイメージは、幻想、イリュージョンです。「チョコレートを食べたら甘くて幸せな気持ちになる」。それは確かに瞬間的にはそうかもしれません。しかし一瞬目の前に表れたその幸せは、白い煙のようにさっと消えます。そしてすぐに、現実が目の前に表れます。口の中に残る甘ったるさ、胃がもたれる感じ、食べすぎてしまった罪悪感……。その不快に気づかないように食べ続けると、さらに大きな挫折感が襲ってきます。一瞬のイリュージョンを追いかけて舞い上がり、現実に引き戻されてドスンと地面に落ちるような感じを繰り返してはいないでしょうか。

3　「エモーションシフト」の新常識

●過去の記憶は変えられる

記憶は時が経つと定着して固定するものと考えられてきました。ところが最近になって、固定したはずの記憶は、再び思い出すことによって不安定になり、書き換えられることがあると報告されました。これを「記憶の再固定」といいます。この仕組みを使ってゾンビ習慣に嫌なイメージを定着させることができれば、もうゾンビ習慣を求め続けることはなくなります。

例えば、10年前に私はAさんとBという場所に行ったことを思い出すとします。Aさんと行ったのではなく、「本当はCさんだったよ」とほかの人に言われたら「そういえばそうかもしれない」という気持ちになり、AさんがCさんに書き換わることがあります。「BじゃなくてDに行ったんだよ」と、その写真を見せられるとDに書き換えられる可能性があります。つまり、お酒をやめたいなら、お酒を飲んでいる場面を思い出し、その場面の中での楽しい記憶ではなく、嫌な記憶をしっかり再固定するといいのです。

記憶の再固定化

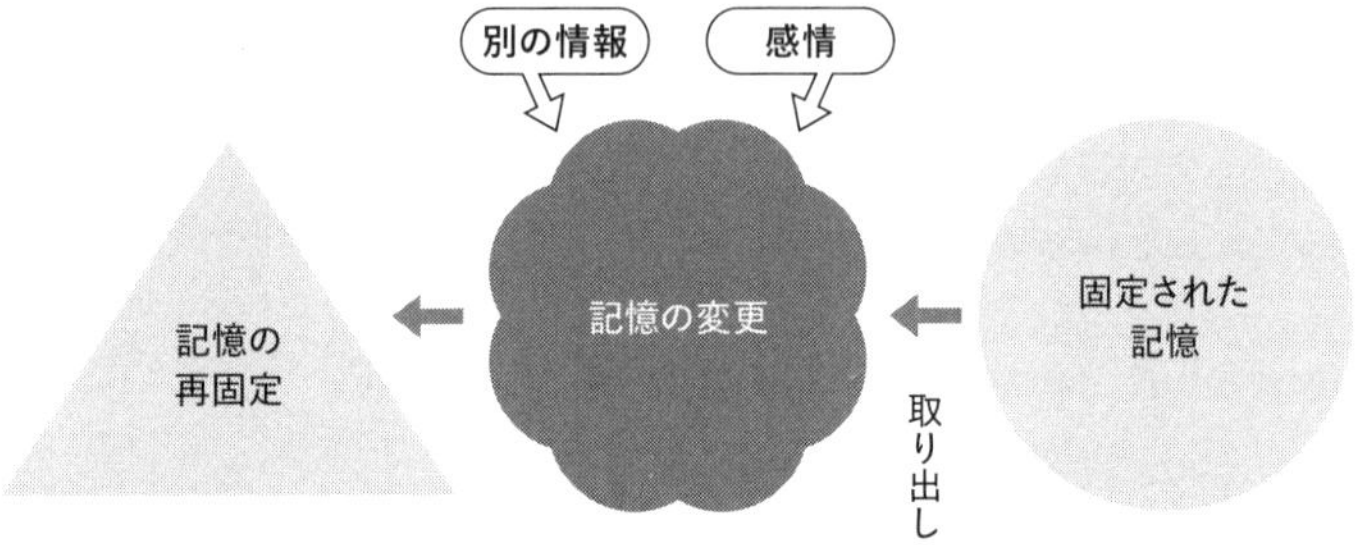

昔のことを思い出すと、固定されていた記憶があやふやになり、別の情報や感情が追加されて違う記憶に書き換えられることがある。これを記憶の再固定化という。

記憶は、情動を伴わない出来事よりも情動を伴う出来事のほうが記憶されやすいことが知られています（『情動的記憶　脳科学辞典』　間野陽子／DOI：10.14931/bsd.6214）。これは、感情に関係する扁桃体という部分と、記憶に関係する海馬、そして海馬と大脳皮質をつなぐ嗅内皮質が相互に関係しているからです。

京都大学野生動物センターによるチンパンジーの実験では、怒っている3匹のチンパンジーの写真を見せた時と、リラックスしている3匹のチンパンジーの写真を見せたところ、怒っている写真のほうをよく記憶していました。

あなたも記憶をたどってみると、感情が

伴っているほうが記憶に残っていることがわかるでしょう。普通の会話は忘れていても、言われてイラッとしたことは忘れにくいものです。ネガティブな出来事はさっさと忘れてしまえばラクなのでしょうが、そうもいきませんよね。

そういうわけで、感情を伴う記憶を思い出せば、その記憶のほうがしっかりと定着するので、消したい記憶の上に感情記憶を重ねてしまおう、という方法が有効なのです。これが、私の提案する「エモーションシフト」です。

●ゾンビ習慣にまつわる良い思い出

では、ここからはエモーションシフトに取りかかる手順をご説明します。エモーションシフトのゴールは、ゾンビ習慣を嫌いになって、新しい習慣を好きになることです。ゴールを目指すためには、今の現在地を確かめないといけません。旅に出るには、まず今どこにいるのか知らないと道筋が決まりません。

そこで、あなたのゾンビ習慣には今どんな良い思い出がくっついているのかを確認しましょう。「ゾンビ習慣があれば幸せになれる！」というイリュージョンを見せている犯人は、その良い思い出かもしれません。

4 「エモーションシフト」の実践

●ゾンビ習慣を撃退する「3ステップ」ワーク

ここからは、ゾンビ習慣を撃退するためのワークを3ステップで解説します。読みながら、実際に記入してみてもよいですし、手順を確認してから戻って記入しても構いません。まずは準備として、あなたがやめたいゾンビ習慣となぜやめられないかを記入しましょう。

(Let's try)

やめたいゾンビ習慣	なぜやめられないのか？

ステップ①　ゾンビ習慣が引き起こした嫌な思い出と向き合う

①ゾンビ習慣で嫌だったこと（やめなかったら起こる嫌なこと）をリストアップする

あなたが、そのゾンビ習慣をやめたいと思ったきっかけは何だったでしょうか？　嫌な思いをしたからではありませんか？　家族にイヤミを言われた、吐き気がした、血圧が上がった、仕事に行けなかったなどの、嫌だったことを思い出すだけ書いてみましょう。

もしも特に嫌だった経験がないのなら、ほかの人がやっていて「あんなふうになったら嫌だな」と思うことはありませんか？　幼い頃絡んできた酔っ払いとか、カフェイン中毒で倒れる人とか、喫煙所に行ってばかりで仕事をしない同僚とか、パチンコがやめられなくて借金している人とか。人ごとだと思わないでください。自分だけはそうならないと思っていても、あなたも同じ道の入り口に立っているのです。

そして、やめなかった場合の自分の嫌な姿を想像してみてください。酔って人に絡んで、みっともない自分、カフェインの飲みすぎで心臓が苦しくなって倒れる自分、何度もデスクから立ち上がっては喫煙所に向かう自分、お金がなくなって金融ローンの手続きをしている自分……。

(Let's try)

ゾンビ習慣で嫌だったこと①
ゾンビ習慣で嫌だったこと②
ゾンビ習慣で嫌だったこと③

②嫌だったゾンビ習慣をひとつを選び、シーンを思い描く

まず練習として、ひとつ選んでみましょう。最も重要なひとつのエピソードを選ぼうと頑張る必要はありません。何度でもやり直して、感情が揺れ動くものを探してみましょう。例えば、「お酒を飲みすぎて、子どもに声を荒げて叱ってしまった」と書いたら、その場面をまぶた裏のスクリーンに映し出してみましょう。10秒くらいのワンシーン、感情が激しく揺れ動いている瞬間がベストです。そこに映し出される自分の姿を他人の目で観察

してみます。どんな感じがするでしょうか。いやーな感じがするなら、成功です。

(Let's try)

ゾンビ習慣に侵されている自分はどう見える？

③嫌だったことを五感で感じる（視覚、聴覚、嗅覚、触覚、味覚）

今度は、そのシーンにいる自分自身に入り込みます。臨場感を味わうことで、再度体験する感覚になります。そのために五感を働かせると効果的です。その時の自分になったつもりになり、何が見えて、聞こえて、におって、どんな感覚があるのかを感じます。

先ほどの例なら、自宅で子どもがぐずっている様子が見えます。叱りつける自分の声が響きます。胸はドキドキ、肩に力が入っています。お酒や食事のにおいがして、どうしようもないイライラを感じます。

(Let's try)

（視覚）何が見えた？
（聴覚）何が聞こえた？
（嗅覚）どんなにおいがしていた？
（触覚）触れた感覚は？
（味覚またはそのほかの感覚）ほかに感じたことは？

④その時の自分の感情をひと言で表してみる

頭の中で、感情を文字にしてみると、改めてどんなに嫌だったのかが明確になります。

「イライラする」「苦しい」「恥ずかしい」。何でもいいので、ひと言にしてみましょう。

(Let's try)

気持ちをひと言で表すと?

　ここで、**ステップ①**のワークシート書き込みは終わりですが、最後の仕上げがあります。ぜひここまでやってください。それは、「声に出す」ということです。

　誰もいないところで、その感情の言葉を声に出してみましょう。先ほどのワンシーンにいる自分になりきって演じるように。例えば、肩をすくめて、両手で握り拳を作り、眉間に皺を寄せ、憎々しげに「イライラする!」と言ってみるのです。

　ステップ①は以上です。これによって嫌な記憶がありありと感情とともに呼び起こされ、ゾンビ体験は嫌な体験となります。繰り返し行ったほうが効果的です。ゾンビ体験をやりたくなったら、少し目を閉じて、嫌なワンシーンを思い出し、その感情を声に出します。そうすれば、ゾンビ習慣で幸せになれるというイリュージョンは消えていくでしょう。

ステップ② ゾンビ習慣をやめた理想の自分にワクワクする

次に、ゾンビ習慣をやめた自分をイメージしてワクワクし、ドーパミンを増やしましょう。良い習慣への行動が加速します。

①ゾンビ習慣をやめたら、何が手に入りますか？

何のためにやめるのか。それは問題を解決したいからではないでしょうか。問題が解決したあなたが手に入れるものは何でしょう？　理想の体？　穏やかな心？　お金が貯まること？　周りからの信頼？　通院や薬からの解放？　たくさんのメリットがあるはずです。

(Let's try)

ゾンビ習慣をやめて新しく手に入るものは何？

②やめて1年後のある日の自分を想像してみよう

あなたがゾンビ習慣をやめて1年が経過したとします。そのある日を過ごしている自分を想像してください。これも場面をありありと描き、五感を使って感じることが大切です。

(例)「チョコレートを毎日食べなくなって、ヨガを楽しむようになった」
それはいつですか？↓ちょうど1年後、日曜の昼前
どこにいますか？↓家の近所のヨガスタジオから歩いて帰る途中
何が見えますか？↓街路樹、自分のスニーカー
何が聞こえますか？↓鳥の声
何を感じますか？↓体がスッキリ軽い感じ
どんな様子で歩いていますか？↓笑顔で姿勢がよい

(Let's try)

どうなった？
それは何年、何月、何日？

③やめてよかった体験を誰に話しますか？

どこにいる？	何が見える？	何が聞こえる？	何を感じる？	理想の自分を手に入れたあなたは、どんな様子で歩いている？

人に体験を語ることで、考えたことがより強く記憶され、今後の行動を促すことになります。体験を語るというのは、後述するラーニングピラミッドの「ほかの人に教える」に当たり、90％の学習効果があります。上から目線で誰かに教えてあげるのではなく、よかったという喜びを伝えるのがポイントです。自然にあなたの喜びという感情があふれ、ドーパミンが分泌されます。さらに人との交流でオキシトシンが分泌され、あなた自身の幸福感が高まります。

(Let's try)

誰に話す？

④どんなことがよかったと言いますか？

よかったことは何なのか、①で書いた内容と同じでも構いません。ただし、ここで書く時は完了形です。理想の自分になったというつもりになって書きましょう。

(例)「痩せた」「チョコレートを買いに行かなくてよくなった」「欲しいという葛藤がなくなって仕事に集中できるようになった」「肌がキレイになった」

（Let's try）

やめてよかったことは？

⑤ゾンビ習慣をやめた自分に、何と言ってあげたいですか？

頑張った自分に愛情を込めて、賞賛の言葉を贈りましょう。今この本を読んでいる瞬間も、あなたは自分の心身の状態をよくしようと考えて、行動しています。この努力が身を結んで、なりたい自分になったのですから、心を込めて「よかったね」「よく頑張ったね」「あなたならできると信じていたよ。」とやさしい言葉をかけてあげましょう。

褒められるとドーパミンが出ます。自分で褒めてもいいのです。

（Let's try）

自分にひと言！

ステップ③　良い習慣に良い感情を吹き込む

ステップ③では、ゾンビ習慣に置き換える良い習慣に良い感情を上書きします。エモーションシフトの最終段階です。

①良い習慣をリストアップする

次の第4章でゾンビ習慣の置き換えに使いやすい行動を挙げて解説しています。よかったら一度、4章を読んでこちらの最後のワークシートに戻ってくることをおすすめします。しかしあくまでも著者がすすめるものの中から選ばなくてはいけないというわけではありません。自分の感情が動かなくては意味がないのです。「私のテンションが上がるものは何だろう」と自分と対話しながら、どんどんリストを増やしてみてください。

(Let's try)

良い習慣①

良い習慣②

良い習慣③

②リストアップした中から、ひとつ選ぶ

まずは気軽にひとつ選んでみてください。嫌な感情の時と同じように、まぶたの裏のスクリーンにその行動をしている自分を映し出しましょう。

(例)「アロマキャンドルに火を灯す」

テーブルのキャンドルに火をつける自分の姿を、他人の目で見るように見守ります。

(Let's try)

良い習慣リストからひとつ選ぼう

③その場面をイメージし、五感で感じる

嫌な感情の時と同じく、場面を想像しながら五感をフルに使って感情を表しましょう。

（例）アロマキャンドルから大好きなラベンダーの香りが広がる。揺れる炎、パチパチとろうそくの芯が音を立てる。呼吸がゆっくりになり、気持ちが安らぐのを感じる。

（Let's try）

どんな感情が湧いてきた？

④その時の気持ちをひと言で表すと何ですか？

感情を文字にして頭で思い浮かべます。形のない感情が姿を表し、あなたの思考や感情がクリアになります。

（例）安らぎ、平和、喜び、幸せ、楽しい

(Let's try)

気持ちをひと言で！

シートのご記入、お疲れさまでした。まだ書いてなくて読んだだけという方も、少しはイメージができたでしょうか。ゾンビ習慣に手が出そうになったら、嫌な感情を思い起こしてください。それから良い習慣を毎日の中で取り入れる時に良い感情を思い起こすことを、最低でも7日間連続して行いましょう。この瞬間にはこの行動、というパターンができるまで繰り返すことが重要です。なお、エモーションシフトのワークシート完全版は、巻末のＱＲコードでアクセスできる公式ＬＩＮＥからダウンロードできますので、ぜひこちらも活用してください。

●人に話すと記憶が定着

アクティブラーニングとは、参加者が受け身で学ぶのではなく、積極的に行動して学習する探究型学習で、近年多くの教育機関で取り入れられています。学校教育の現場でも生

ラーニングピラミッド

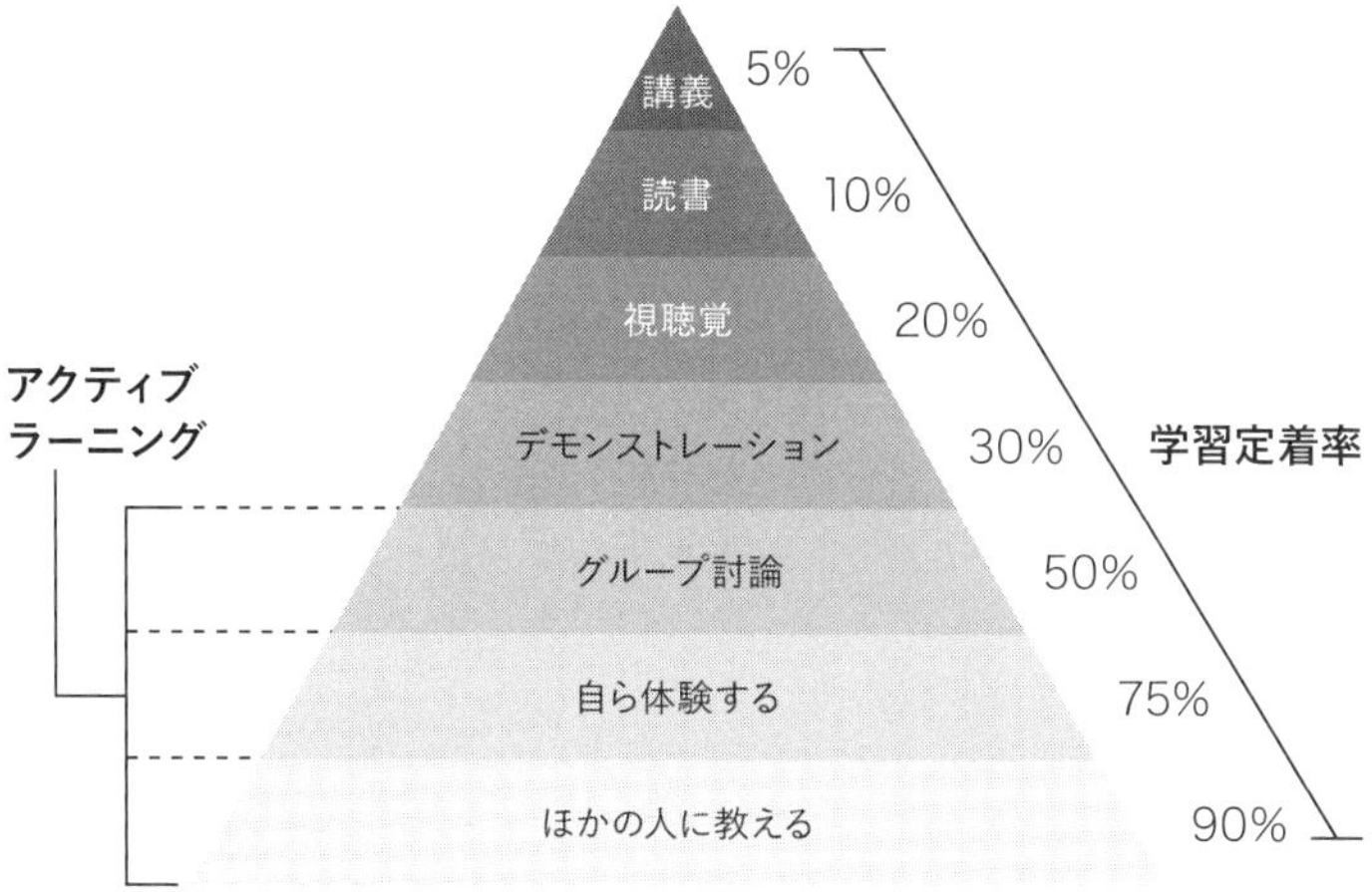

徒が自分で調べたり話し合ったり、グループでまとめたことを発表するといったアクティブな学び方が見られるようになりました。私が提供している講座でも、この手法を取り入れており、多くの人が新しい習慣を身につけて、周りの人へと広めています。

アメリカの国立訓練研究所は「ラーニングピラミッド」という図式を用いて、学習様式によって学習定着率が大きく異なることを示しました。この中で、底辺からの３つの学習様式（グループ討論、自ら体験する、ほかの人に教える）は、参加者が発言したり、行動するアクティブな学び方＝アクティブラーニングです。ラーニングピラミッドの頂点から４つの学習様式（講義、読書、視聴覚、デモンストレーション）は30％以下しか身につきませんが、アクティブラーニングになると、学んだことが50％以上定着するのです。

今までやってもらったことは読書と、デモンストレーション（ステップ①）です。さらに感情を味わって声に出すところまでやった人は、30％の学習効果が得られています。そしてもっと学習効果を高めるには「グループ討論」が有効です。とはいえ難しく考える必要はなく「タバコをやめるためにこんなことを始めようと思うんだけど、どう思う？」「体重を減らしたいから何かしたいけど、おすすめある？」など、周りに質問をして意見を聞くだけでＯＫ。これは新しい習慣のアイデアや協力者を増やすことにもつながります。

「やめられないをやめる」には感情を置き換えるエモーションシフトが肝となります。
その感情がしっかり脳に刻まれないと効果は不十分です。「あれが嫌だった」と頭でぼんやりと思い浮かべただけでは、すぐに記憶が薄れていきます。嫌だったことについて感情を込めて対話をし、成功したらその方法について人に話すことで、「ゾンビ習慣＝嫌な感情を起こすもの」という記憶がしっかりと固定されるでしょう。
人との対話はほかにもメリットがあります。ひとつは監視される効果です。ちゃんとゾンビ習慣をやめているか、人はあなたを見ています。ふたつ目は励ましの効果です。「頑張っているね」と褒められるとやる気が高まるでしょう。３つ目はストレス軽減効果。習慣を変えるのは脳にとって大きなストレスになります。人との会話は心の健康を保つのに役立ちます。

ただし、話す相手には気をつけること。同じようにその習慣をやめたいと強く願っている人、すでに行動を始めている人がベストです。間違ってもゾンビ習慣にハマりきって抜け出す気がない人と討論するのはやめましょう。全力で新しい習慣作りを邪魔される可能性があります。きっと、こんなふうに言ってくるでしょう。「えー、お酒やめるの？　少量の飲酒が健康にいいって知らないの？」「今日だけ、１本だけ吸って見たら？」と。

第3章 まとめ

- ドーパミンの活用とレジリエンス強化が「脱・依存」のポイント
- 「エモーションシフト」で、ゾンビ習慣から自由になる
- アクティブラーニングで、新しい習慣を身につける

COLUMN

Dr.あきこの脱・依存診察室

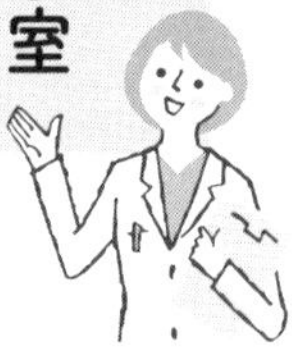

CASE 5 タバコ依存の誠一さん（50歳・男性）

誠一「先生、来月からタバコやめることにします」

山下「そうですか！　ついに決意されたんですね」

誠一「先生には以前から、血圧が高いからタバコをやめたほうがいいって言われていましたけど、なかなかやめようって思えなかったんですよね」

山下「それがどうして今回は、やめようと思ったんですか？」

誠一「子どもにくさいって言われたんです。中学生の娘なんですけど」

山下「それはショックですね」

誠一「本当に嫌そうな顔でした。ただでさえ娘が口を聞いてくれなくなっているのに、くさくて嫌われるのはつらいなと思って」

山下「ほかにもタバコで嫌な思いしたことはありますか？」
誠一「会社で上司に席を外すことが多い、って注意されました。タバコ吸いすぎじゃないのか？　とも言われました」
山下「その上司の方は吸わないのですか？」
誠一「2年前に禁煙したんです。禁煙に成功してからは、タバコを吸う人に厳しいんですよ。すごい人なんですけど、ああいう言い方は嫌ですね」
山下「その上司のデスクに座っているつもりになって、上司の人の気持ちを想像してみましょうか」
誠一「えー」
山下「まあ、だまされたと思って、やってみてください。どんなふうな姿勢で、その人は仕事していますか？」
誠一「わかりました。こんな感じで背筋伸ばして、パソコンに向かって手を動かしていますね。私はその斜め前の席に座っています」
山下「1日何回くらい喫煙場所に行くでしょうか？」
誠一「4回くらいだと思います。でも、書類を取りに行ったり、ほかの部署に行くこともあるので、それもタバコを吸いに行っていると思われるかもしれないですけどね」

山下「そうですよね。では上司になったつもりで、誠一さんがどこかに行くのが見えたとします。ほかの仕事も含めると今日6回目くらい。どんなことを考えるでしょうか？」
誠一「この忙しいのに、あいつまたタバコ吸いに行っているな」
山下「どんな気持ちでしょうか」
誠一「そんな暇あったら少しでも仕事しろよ、って思いそうな気がします」
山下「では、今度は誠一さん自身に戻ってください。今、どんな気持ちですか？」
誠一「悔しいですね。やることはやっているので」
山下「その悔しさ、どうやったら消せると思いますか？」
誠一「禁煙に成功したって報告したいです」
山下「娘さんにも報告できますね」
誠一「喜んでくれるかわからないですけどね」
山下「何と言って報告しますか？」
誠一「『父さん、禁煙できたよ』って言います。もうくさくないし、仕事をサボっていると思われない、と思うといい気分です」
山下「いいですね、そのドヤ顔。私にもそんなふうに報告してくださる日が楽しみです」
誠一「でも、すごく吸いたくなったらどうしたらいいでしょうか。仕事でイライラしたら席を立って、喫煙所に行きたくなりそうな気がして心配です」

山下「さっき話した中で、一番嫌な気持ちになったのはどの出来事ですか？」

誠一「娘から『くさいから隣に座りたくない』って、離れていかれた時ですね。恥ずかしいような、腹が立つような、嫌な感じがしました」

山下「体のどこに、どんな嫌な感覚を感じますか？」

誠一「胸の真ん中あたりが、もやもや〜っとした感じですかね」

山下「それでは、今度吸いたいと思った時は、娘さんに『くさい』と言われてもやもやした場面を思い出してみましょう。もし、吸ってしまったらこれからもくさいと思われ続けるのです。それでもいいのか？　と、自分に問いかけるクセをつけるといいですよ」

解説

人から注意されるのは嫌なものです。そんな時は自分を正当化したくなるかもしれません。でも、嫌がられているのはあなた自身ではなく、あなたにとりつくゾンビ習慣です。ゾンビ習慣から卒業すれば、その人との人間関係はよくなり、あなた自身の自信が高まります。

CASE 6

スマホ依存のあやさん（39歳・女性）

あや「最近、めまいやふらつきが続いています」
山下「ほかにも症状がありますか？」
あや「疲れやすいし、ちょっとしたことでもイライラします」
山下「夜はぐっすり眠れていますか？」
あや「寝る時間が遅くて、あまり眠れていません」
山下「どうして遅くなっているんですか？」
あや「ＳＮＳにハマってしまって。気になる投稿を全部見回って、いいねしたり、コメントしてたらあっという間に時間が過ぎてしまうんです」
山下「時間を忘れるほど、夢中になるんですね。やっていて嫌になることはありますか？」
あや「明け方までスマホを見続けてしまった時ですね。寝坊して子どもの弁当を作れなくて、自分が嫌になりました」
山下「自分が嫌になったんですね」
あや「それにそんな日は体が重くて仕事も家事もつらいです。朝バタバタして忘れ物したりして、体調も悪いです」

山下「特に、体調が優れなくて嫌な気持ちになったのは、いつでしたか？」

あや「私、理学療法士なんですけど、おとといリハビリ中に患者さんの前でフラフラして意識を一瞬失ったんです。患者さんはリハビリしながら居眠りされたって、とても怒っていて、気まずかったです。本当に具合が悪かったし、眠ったつもりはないんですけど……。上司からも怒られてとても嫌な気持ちでした」

山下「もし十分に眠って疲れが取れたら、どんなふうに朝を過ごせると思いますか？」

あや「スッキリ、いい気分で子どもの弁当作りと朝食作りにとりかかれます。今はパンにジャムをつけて食べさせていますが、本当は、味噌汁を作って焼き魚や卵焼きとかも出して、みんなで和食の朝ごはんを食べられたらいいなあと思っています。それができたら余裕をもって自分の準備をして、気持ちよく出かけられます。話していたら、本当にそうしたいって思えてきました。もう今日から寝る前のＳＮＳはやめます」

山下「いいですね。ところで、あやさんは寝る時にスマホを手に取るのが習慣になってませんか？」

あや「確かに、寝る前に明日の目覚ましを確認しようと思ってスマホを手に取るんです。でも気づいたらＳＮＳアプリを開いて、ずっと見てしまいます。今まで何度もやめようとしましたけど、できないんですよ。どうしたら、いいんでしょうか」

山下「やめようやめようと思っても、うまくいかないことってありますよね。アプリの時間制限をしたり、寝る時のスマホの置き場所を変えたりするのはおすすめです。同じような悩みを持っている人もたくさんいますから、いろんな人と話をしながらいい方法を自分で見つけてみましょう」

解説

私が行っている講座の参加者の間でも、「夜ふかしスマホ」はやめたい習慣ナンバーワンです。あやさんは、何か病気があって具合が悪いのかと思っていましたが、夜ふかしの生活リズムが原因のひとつとわかったので改善に向かって一歩を踏み出すことができました。どうなりたいのか、理想の自分も描くことができたので、あとはそこに向かってチャレンジするのみです。

第4章

「やめたい習慣」別 依存しにくい脳の作り方と行動例

1 ゾンビ習慣に替わる新しい習慣を作る①
〈脱・物質依存〉

●物質依存をやめるためのワクワク行動例

この章では、ゾンビ習慣の替わりになる、新しい良い習慣になるものをご紹介します。私自身がやっていること、マインドフルライフコーチ・ベーシック講座の受講者やクライアントの方々が実践した成功例のアイデアをご紹介します。

まずは物質依存について。物質依存は、ほとんどが口から入るものへの依存です。お酒、タバコ、甘味料／スイーツ、小麦、トランス脂肪酸などです。人間の脳が受け取る感覚の中で、最も大きな割合を占めるのが「口」です。食べ物やタバコなど、口を介して快楽を感じるゾンビ習慣を何かに置き換えるには、同じように口で感じる刺激が効果的。体と脳によくてドーパミンも出るワクワク行動例、新しい依存を取り入れてみましょう。

●炭酸水を飲む

しゅわーっと口に広がる刺激は快感です。この炭酸の泡は二酸化炭素です。意外にも適度に二酸化炭素が体にある状態はリラックス効果をもたらします。ですから過呼吸状態になっている時は二酸化炭素が体から抜けすぎて、心がより一層不安定になります。ゆっくりと呼吸をして少し体に二酸化炭素が溜まり気味になっている時、神経は安らいでゆったりした気持ちになるのです。自律神経の中で副交感神経が優位になるため、胃腸の動きがよくなって消化が促進されます。副交感神経が優位になると、〝戦う神経〟とも呼ばれる交感神経の活動が下がります。そうすると渇望が抑えられて食べたい、飲みたいという欲求が自然に収まるのです。

ビールやハイボールが好きな人は、この炭酸の刺激がこれまでの習慣に近いのでかわりにしやすいと思います。炭酸水に少量のレモン果汁を混ぜると、レモン系酎ハイのような味わいになってより一層満足度が上がると思います。実はこの酸っぱいレモンの刺激も、人をリラックスさせる効果があるのです。酸っぱいものは唾液の分泌を促しますが、唾液が出てくる唾液腺には副交感神経の太い繊維が走っていて、この唾液腺を刺激することで自律神経は、副交感神経優位のゆったりモードになるのです。ビールや酎ハイなどを我慢するのではなく、飲みたいなと思ったらレモン果汁の炭酸割りを作って楽しんでみるのはいかがでしょうか？

●ナイアシンサプリを飲む

ナイアシンは、ビタミンB群のひとつで、別名ビタミンB_3です。これは、糖質、脂質、タンパク質からエネルギーを作り出すのに必要な成分です。ナイアシン欠乏症では、皮膚炎、口内炎、舌炎、下痢などの症状のほか、疲労、無気力、記憶障害、不眠などが起こることもあります。統合失調症などの中にはナイアシンの欠乏が原因の人もいるため、一部の精神科ではナイアシン療法といって点滴でナイアシンを大量に投与する治療法もあります。

実はナイアシンが足りないと、甘いものやお酒などへの渇望が強くなることがわかっています。ですから決してワクワクする行動ではありませんが、それらが欲しいと思った時にナイアシンサプリを飲めば、その気持ちが収まるかもしれません。ナイアシンは水に溶けるビタミンですから、体から数時間で出ていってしまいます。ゾンビ習慣から抜け出すまでは、1日2回か3回に分けてこまめに飲むことをおすすめします。

●食前にホエイプロテインを飲む

食欲をコントロールするカギはタンパク質といわれています。食事の10分くらい前にタンパク質を摂っておくことで食欲が抑えられるのです。タンパク質の種類はホエイプロテインが効果的です。ホエイは牛乳由来のタンパク質です。大豆由来のソイプロテインやエンドウ豆由来のピープロテインに比べてアミノ酸の種類が豊富で、タンパク質として吸収しやすく、筋肉を合成しやすいというメリットがあります。減量をしたい人はカロリーが控えめのソイプロテインやピープロテインを選ぶといいでしょう。

●ビールのひと口目を飲んだつもりになって「あー、幸せ！」とつぶやく

ビールやアルコール飲料で快楽を感じていた人は、はじめのひと口が最もおいしく幸せなのではないでしょうか。ひと口飲んだ時の幸福感を思い出し、その時のような表情で「あー、幸せだ」とつぶやいてみましょう。手にジョッキを持ってなくても、目の前にワイングラスがなくても、軽く目を閉じ、飲んだつもりになって「プハー」「幸せー」と言ってみると、心が満ち足りてきませんか？ 実は心というものはとても便利でだまされやすく、口で「幸せだ」と言ったり、口角を上げてにっこり笑ってみるだけで、今は幸福を感じていると判断します。

このテクニックは、お酒がゾンビ習慣だという人に限らず、どんな不機嫌もご機嫌に近づけてくれる万能な方法です。「幸せー」じゃなくても「やる気が出てきた！」「楽しい」「集中力が高まってきた」などでもいいのです。そうしたふりをすれば、そうなります。

だまされたと思ってやってみてください。今、私も目をカッと見開き、「やる気が出てきた！」と言いながら執筆しています。

●断酒（断糖）週間を作る

ダラダラとやめたいものを摂取し続けていては、体が依存状態から抜け切ることができません。物質による依存の場合は「集中的に断つ覚悟」を決めましょう。人の脳というのは、不思議なもので迷いがある時が一番疲労し、後戻りしやすくなります。覚悟を決めて前に進むと決めたら、多少の苦難があっても乗り越える力が湧いてきます。アドレナリンとドーパミンが目標達成まで後押ししてくれるのです。

ただし、目標達成の目処が遠すぎるとやる気がなくなります。もうすぐそこに頂上が見えるという時にこそ、ダッシュで山を駆け上がることができます。ですから、7日だけ、10日だけ、と短いスパンで依存物質から離れるチャレンジをしてみましょう。

●ケトン食を実践してみる

第3章でご紹介したケトン食は、脳と体のエネルギー源を増やす食事なので、疲労やイライラを感じにくくなります。ストレスに強い状態となるので、快楽を求める必要がなくなります。

基本は、脂質をたっぷり、タンパク質は適度に。そして糖質は玄米や雑穀、野菜を中心に摂取するのがおすすめの方法です。

例えば、1日の献立はこんな感じです。

朝食　玄米、わかめと豆腐の味噌汁、卵焼き、サケの切り身

昼食　チーズオムレツ、ベーコン、アボカドのサラダ

夕食　豚の生姜焼き、ボーンブロススープ（骨からだしをとったスープ）、ゆで卵、サラダ

結構ボリュームがあり、脂質が多いのでお腹いっぱいになります。小麦や精製された白米は最低限にして、肉、魚、卵、食物繊維、良質の脂質が多い食材を多めに使います。例えば、サケ、アボカド、チーズなどは使いやすくて便利です。

私はそれに、ココナッツオイルをコーヒーやスープに入れて飲みます。朝や昼の忙しい時は、ココナッツミルクと冷凍フルーツやきな粉を入れたスムージーを作って飲むことも多いです。

●ファスティングを行う

ファスティングとは、断食です。何日も水だけで過ごすやり方もあれば、1日の中で食べない時間を作るだけとか、酵素ジュースなど特定のものは摂取してもいい、というやり方もあります。興味のある方は詳しく解説している本などをご参照ください。様々な考え方や手法がありますが、私の考えるファスティングのメリットはタンパク質を摂取しない期間を作ることで、オートファジー機能（細胞内の老廃物や有害物を分解して再利用する）を高めることです。物質に関するゾンビ習慣では体に害のあるものを多く取り入れている可能性が高いので、ファスティングでそれを浄化してしまうのです。体から抜けきって、体調が良くなると、「ゾンビ習慣はないほうがラクだ」ということに気づきます。

断酒や断糖のように1種類だけ口にしないのではなく、ファスティングではほとんどのものを体に取り込まないので、ハードルが高いように感じるかもしれません。しかし、意外とやってみるとラクだったとか、またやってみようと思う方が多いのに驚きます。

口にしていいのはジュースだけ、水だけ、ココナッツオイルコーヒーだけ、などとシンプルな生活になるので、「何を食べるべきか」とごちゃごちゃ考えずにすみ、脳が疲れません。

お腹が空いたら「お腹が空いたなぁ」とただ感じる。寝るまで食べないと覚悟を決めたらやり通すだけです。自分の心と体に向き合う時間を作ることで心と体が研ぎ澄まされ、オートファジーによる細胞の若返り効果も絶大です。

●卵を1日2個食べる

卵はスーパー食材です。豊富なタンパク質と良質な脂質でエネルギーを作り、糖質はほとんど入っていません。ビタミンB_2も豊富で、脂質、タンパク質からエネルギーを作る時の補酵素として働きます。また、ビタミンB_{12}が神経の働きを活発にします。ゾンビ習慣からの脱却には、疲れてストレスを感じないようにしておくことが大切です。卵で疲れ知らずの強い脳を作りましょう。

卵はコレステロールが多く含まれているので、脂質異常で薬を飲んでいる人は、1日2個も食べるなんて、と心配されるかもしれません。でも実は、1週間で100個食べても中性脂肪は変わらず、善玉コレステロールといわれるHDLコレステロールが増えて、悪玉のLDLコレステロールは少し増加するだけです。ほかにも卵が動脈硬化を悪化させないという研究結果は数多くあり、ほとんどの医師や栄養士は卵を制限する指導をやめています。詳しくは私のYouTube『マインドフル睡眠チャンネル』で、「【卵1日】卵を1週間で100個食べた結果……」という動画をご覧ください。

2　ゾンビ習慣に替わる新しい習慣を作る②
〈脱・プロセス依存〉

●プロセス依存をやめるためのワクワク行動例

動画やSNSなどでスマホを見続け、夜ふかししてしまう、ネットショッピングで浪費してしまう、ギャンブルがやめられない、ゲームがやめられないなど、行動や行為がゾンビ習慣になっているプロセス依存の場合、どんな習慣に置き換えたらいいのか、新しい行動のアイデアをご紹介します。

【ゲーム・動画・ギャンブル】

●資格試験にチャレンジ

目標に向かって頑張っている時、ドーパミンが分泌されます。こんな自分になりたいとぼんやりイメージするよりも、目指すところが明確になっているほうがモチベーションが上がります。それには資格試験を利用すると効果的です。受かったかどうか、または点数で自分がどこまで到達しているのかがわかります。どんな資格を取りたいのか、それが役に立つのか、大きなメリットがなくてもそれを達成した自分にワクワクするなら、ぜひ挑戦してもらいたいと思います。チャレンジしているうちに、頭の中がゾンビ習慣のことで多く占められていたのが、気がつくと資格試験のことに置き換わっていることでしょう。

●料理のレパートリーを増やす

料理が好きなら、新しい料理にチャレンジしたり、今まで作っていたものを極めたりして、楽しむ時間を作りましょう。自分で包丁を握って料理することは、加工された食品を買うのに比べると、添加物を取り込むことが少なく、自然の野菜や肉、魚を使うため、栄養素も豊富になります。栄養が整えば脳の働きや体調にも良い影響があり、ストレス軽減につながります。

さらに、料理に集中している時間は、考えごとが減って脳の疲労を減らします。黙々と何かを刻んだり、料理の手順を確認しながら作業を進める時、ゾンビ習慣からは意識が離れやすくなります。料理をすることで脳の活性化の効果も期待できます。

●習いごとを始める

いつかやってみたいと思っていた楽器、手芸、絵画、茶道や書道、スポーツなどはありませんか？　それを新しい良い習慣にしてしまう方法もあります。「いつか」は永遠にやってきません。始める日を決めて、教えてくれる人や教室を探し始めましょう。自分ひとりでやってみるよりも、少しお金を払ってでも誰かに教えてもらったり、一緒に行うグループに参加することを強くおすすめします。今、大切にすべきことは、技術を身につけることよりも、新しい習慣を作ることです。習慣作りに非常に有効なのは他人との約束を入れることです。毎週その日、その時間はその約束相手の時間をもらっているのですから、簡単にはやめられません。そして、それはあなたとの約束でもあります。自分との約束を守ることで、自分はゾンビ習慣に負けない強い心を持っているという自信につながります。

●ガーデニングを始める

庭に出て、外気に触れて、土や植物に触れている時、人の脳には変化が表れます。都市や建物の中で考えを巡らせている時に活発になっている前頭葉の働きを休ませ、考えるよりも感じる力が養われるのです。これは、脳の疲労やダメージの回復にも、とても役に立ちます。頭で考えてばかりの毎日を少しお休みして、自然を感じて頭を柔らかくするのに、ガーデニングはとても役に立ちます。植物の成長を観察する楽しみ、世話をすれば応えてくれるという喜びもあります。

●ジムに通う

体を動かすのが好きなら、ジムに通うのもおすすめです。会員登録をして通うスケジュールを決めたら、新しい習慣作りの準備は完了です。ただし、長く通わない人が多いのもジムです。毎週曜日を決めていく予定にしていても、自分だけの問題なので、サボっても誰も文句を言いませんし、迷惑もかかりません。何度か休んだら、そのまま思い出さなくなり、気づいたら数か月間行っていない、ということにもなります。

そこで、ここでも習いごとと同じようにトレーナーに指導をお願いしたり、ヨガやダンスなどのレッスンを定期的に申し込んだりして、ほかの人との約束を入れると、フェイドアウトするのを予防できます。新しい習慣を身につけてゾンビ習慣を撃退するのが目的なので、3か月だけ絶対に続けるという短めの目標設定をしておくのもいいかもしれません。ゴールは近くに設定することが、新しい習慣作りの基本です。

【夜ふかし】

●早起きがワクワクするような行動を仕込む

夜ふかしで体調を崩して外来受診に来る人が後を絶ちません。睡眠の重要性については、拙著『こうすれば、夜中に目覚めずぐっすり眠れる』（共栄書房）で詳しく説明していますので、毎日夜ふかししている人にはぜひ読んでいただきたいと思います。多くの人がこれを読んで「早く寝よう！」と決意されています。夜ふかしの原因となっているゾンビ習慣は多くの場合は動画、ＳＮＳ、ゲームです。ゾンビ習慣を撃退するには新しい習慣を身につけることだと散々お伝えしましたが、何かの行動で夜ふかししていることが問題なら、別の行動をしたら夜ふかしが直りませんね。もう、寝るしかありません。でも早く寝ようと思ってもできないから困るのです。

ではどうするかというと、早起きがワクワクになるように仕込んでいくこと。ここでは、早起きワクワク行動の仕込み例をいくつかご紹介します。

●翌朝やりたいことを考え、気分が上がるアイテムを準備しておく

まずやってもらいたいのは、いつもより早く起きたら何をするのかを考えておくことです。「朝活だ！」と意気込む必要はありません。「10分早く起きたら何しようかな」と気楽に考えます。

そして、それをより楽しくできるようなアイテムを前の日の夜に用意しておきます。

例

朝のワクワク行動	アイテム
おいしいカフェオレを入れる	お気に入りのカップ
美姿勢でウオーキング	お気に入りのシューズ
テラスでストレッチをする	お気に入りのウエア
アイメイクにこだわる	好きなメイク道具
おいしい味噌汁を作る	好きな具材

●寝る前に、早起きワクワク行動をしている自分を想像する

もしあなたの早起きワクワク行動がおいしいカフェオレを飲むことなら、寝る前にその様子をイメージするのが効果的です。ベッドに入って軽く目を閉じたら、明日の朝、目覚ましとともに目が覚めてすぐに体を起こし、お湯を沸かしてコーヒーを入れるところを想像しましょう。

さらに、お気に入りのカップでおいしいカフェオレを飲んでいるところも想像してみます。手に持ったカップの温かさ、白い湯気、やさしい香り、そして口に含んだ時に広がるカフェオレの味。「おいしい」と思わずつぶやく様子を思い描くと気分が上がります。

早起きして、その幸せな瞬間がやってくるのをイメージして眠りにつけば、ただ布団に入って目を閉じるより幸せな気持ちで1日を終えることができます。そして、これは自己暗示にもなっています。

これを早寝習慣に応用することもできます。朝起きた時に、幸せな気持ちで布団に入るところを想像するのです。寝ぼけた状態でやると本当に寝てしまうので、ご注意ください。「今日も充実した1日だった。いろんな人と話をして、仕事も集中できた。早くベッドに入って休めてよかった。よく頑張ったね、私。お疲れさまでした」

そんなふうに朝の時点で今日の終わりを想像すれば、その通りの1日になる可能性が上がります。

あなたの願いは、あなたによって、そのままかなえられるようにできているのです。どんな願いを持っているのか自分で把握しておかないと、人生はその方向に進んでいきません。

●寝る前に、翌朝のなりたい自分の姿をイメージする

寝る前の行動と翌朝の効果を結びつけるやり方もあります。今やっていることが翌朝に結果として表れるので、ワクワクして実践したくなります。

(例1) 夜のビールをハーブティーにかえた↓**翌朝の体重が減った**

(例2) スマホを22時にベッドから遠い位置の充電器につなぎ、肌の手入れをして寝た↓**翌朝、お肌がぷるぷるになっていた**

(例3) 仕事帰りにジムでトレーニングした↓**いつもよりぐっすり眠れた(↓続けていたら筋肉がついてきた)**

●起きたい時間の12時間前に夕食を食べる

朝どうしても起きられない、起立性調節障害の患者さんに、この方法を伝え、きちんと実践できれば、ほとんどの人が朝起きられるようになります。また、海外に行って時差ぼけを早く直したい時にも使える方法です。

体内時計を整えるカギは、腸です。体内時計は、日光と食事によって、腸と脳の2か所でリズムを調和させています。腸から脳へ、そして脳から全身の臓器へ。自律神経、胃腸、肝臓、心臓、血管など、すべての臓器が体内時計に従って働きを変えています。日光は私たちの手でコントロールできませんが、食事の時間はコントロールできます。

腸に食べ物がしばらく入ってこないと、腸がお休みモードに入り、脳もその信号を受け取って「今は夜なのだ」と判断します。そして、12時間くらいの絶食の後、腸に食べ物が入ってくると、脳は腸から情報を受け取って朝が来たと判断します。

もし、朝6時に起きたいなら、夕食は6時に食べ終わり、翌朝、起きたらすぐに朝食を食べると、その自然な体内時計のリズムが作られるようになります。

●スマホの設定を変える

夜寝る前についついスマホを見続けてしまう人は、設定を変えることで、興味がそそられにくくなります。

①ニュースアプリを消す

ニュースはアプリでなくても見られます。チェックをする必要があるなら、自分で新聞のサイトを見に行けばいいのです。ニュースアプリが見せてくる情報は、ほとんどがあなたにとってどうでもいいニュース。新聞などは自分の興味があるところを選んで読むことができますが、ニュースアプリはその会社が選んだ少ないニュースをプッシュ型で見せてきます。こうした見せ方は情報を操作して、世の中の意見が偏る原因になります。個人の動向をトップで取り上げ、コメントをあおるものなどは、暴力的でさえあると感じます。そんなことにあなたの貴重な夜の時間を奪われるなんて、もったいないことです。

②スマホアプリの数を絞る

スマホのアプリの数を最低限にしておくのもいいでしょう。隙間時間で開けるスマホは、細切れに私たちの時間を奪っていきます。「寝る前ついついスマホ」を減らすには、この方法はかなり有効です。

③緊急性のないアプリは通知オフにする

スマホを開いて通知の数字がたくさんついていたら、気になってしまうかもしれません。通知がなければ、焦って開く必要がなくなります。大切な人から連絡が来るようなものでないなら、アプリの通知はオフにしましょう。

【買い物】

●今、持っているものに「ありがとう」と言う

買い物をするということは、今あるものでは不足だと感じているからです。本当に不足しているのでしょうか？　今持っているものたちひとつひとつに意識を向けて、「ありがとう」と言ってみませんか？　ものにありがとうと言うなんて、変な感じがするでしょうか？　私はそれほど不自然に感じません。

日本人は食べ物に向かって、「いただきます」「ごちそうさま」と挨拶をしてきました。また、八百万《やおよろず》の神々といって、太陽や風、水、トイレさえ神様と見立てて大切に扱い、敬ってきました。私はそんなすべてのものに命をみる、日本人の考え方が大好きです。

買い物をする時には、今あるものでは本当にダメなのか、立ち止まって考えてみる習慣をつけてみましょう。新しいコートが買いたくなったなら、今のコートを手に取り「いつも冷たい風から守ってくれて、ありがとう」と感謝の言葉をかけてみませんか？　新しいものが来たら、クローゼットの片隅に追いやられるかもしれないそのコート。また愛情を感じられたら買わなくてもいいと思うかもしれません。

●自分や家族が働いている姿を想像する

買い物をするためには当然ながらお金が必要です。そのお金はどのようにしてあなたの元に来たのでしょうか。そのお金のストーリーを考えてみましょう。誰が、どこで、どのようにして働いたおかげなのでしょうか。どんなお金にもストーリーがあります。衝動的にあなたが欲しいと感じたものを手に入れるのに使われるそのお金の陰には、誰かの苦労があることを忘れないでください。あなたやあなたのご家族が、毎日地道に働いて手に入れたお金は1円だって無駄にできるものではありません。

●小さな幸せを見つけて紙に書く

もし、今の状況に不満足を感じているなら、小さな幸せを見つけてリストアップしてみませんか？

些細《ささい》なことであるほど幸せが感じられます。息ができること、歩けること、食べ物があること、住居があること、戦争に巻き込まれずに平和に暮らしていること、たくさんの幸せに囲まれていることに気づくでしょう。書いているうちに、「あれを買わないとダメだ」という気持ちが小さくなっていきませんか？

●買い物日記をつける

衝動的にネットで買い物をしてしまうとか、店に入ったら欲しくてたまらなくなり、高価なものをつい買ってしまったとか、そんな衝動買いをしてしまうなら、買い物日記をつけてみましょう。いつも日記をつけているなら、その最後に今日注文したものや、買ったものをメモしておくのです。生活必需品まで全部書く必要はありません。ついつい買いすぎたと思うものや、あとから考えたら買わなくてよかったものを書き留めておくと、浪費行動が明確になり、次に同じようなものを買う時に「今、衝動的に買おうとしている」と気づきやすくなります。

3 ゾンビ習慣に替わる新しい習慣を作る③
〈脱・すべての依存〉

●脳機能を整え、レジリエンスを強化する行動例

ストレスからの回復力、レジリエンスを高めることができれば、快楽を求める必要がなくなるので、ゾンビ習慣から抜け出しやすくなります。ここでは、脳機能を整える方法をご紹介します。

●朝5分瞑想

私たちの頭の中は、絶えず走り続けています。いつもやるべきことに追い立てられるような気持ちになっていませんか？　また、気づけば過去のことを後悔したり、未来の心配をしたりします。そんな時、私たちの意識は今、この瞬間に向いていません。

では、自分の呼吸だけに意識を向けたらどうでしょうか。たくさんの思考から一旦解放されて、心がすっとラクになるのではないでしょうか。

瞑想をすると、考えるモードから、感じるモードに切り替わります。この時、背外側前

頭前野という脳の部分が活性化します。この部分は、自分の行動を客観的に見る働きや、衝動的な行動に流されずに自己の行動をコントロールする働きを持っています。

まさに、「やめられないをやめる」ために欠かせない力を育むのが、瞑想なのです。

頭を休ませると、気持ちが穏やかになって幸福度が上がります。呼吸している、と感じるだけで心地よく幸せな感覚を味わえる、瞑想は最高に手軽な快楽でもあるのです。

1日に10回「ありがとう」と言う

ありがとう、と心を込めていろんな場面で言ってみる方法です。そんなに人と話すことがなければひとりでぶつぶつと言ってもいいのです。感謝することによってセロトニンホルモンが増え、幸福感が高まります。とても簡単に幸福貯金を増やすことができます。

感謝の力は強力で万能です。腹が立っている時、悲しい時、不安な時、現状に感謝しようと思うだけで、そのネガティブ感情がスーッと小さくなっていきます。どうしたらこのネガティブ感情を消せるだろうかと、あれこれ考えている時はなかなかうまくいきません。でも「おかげでこうなってよかった」と、感謝できる側面を見つけていけばいいのです。

そうはいっても、どうしてもそんな気持ちになれない時もあります。そんな時はネガティブ感情をしっかりと受け止めて、「腹が立ったね、悲しいね、不安だね」と自分にやさしい声かけをしてあげてください。無理にポジティブ思考になる必要はありません。

●花を飾る、観葉植物を置く

自然環境は、脳の働きに影響します。アメリカの認知心理学者、デビット・ストレイヤー教授は、山歩きが脳に及ぼす影響を研究しました。心理学専攻の学生22人にユタ州の峡谷で3日間のキャンプをしながら歩き回ってもらったところ、問題を創造的に解決する能力が5割も高まったという結果が出ています。

また、韓国では若者のオンラインゲームへの依存が深刻になっていますが、対策のひとつとして子どもたちに対するデジタルデトックスプログラムが実施されています。

その中で、テクノロジー依存が疑われる子どもを森で2日間過ごさせると、コルチゾールの値が下がり、自尊心の評価が大きく改善し、その効果が2週間持続しました。森で過ごすことによって幸福感が増し、不安が減り、将来について楽観的に考えられるようになるそうです（『NATURE FIX　自然が最高の脳をつくる　最新科学でわかった創造性と幸福感の高め方』フローレンス・ウィリアムズ／NHK出版）。

森に行くというと、ハードルが高いと感じるかもしれませんが、近所の公園で緑の木々を眺めるだけでも効果があります。自宅に花を飾ったり、観葉植物を置くのもおすすめです。自然をいつも取り入れて楽しむ習慣が、あなたの脳を健康に保ちます。

●寝る前5分のボディースキャン

瞑想にもいろいろあります。呼吸に意識を向ける呼吸瞑想、歩行することに意識を向ける歩行瞑想、食事することに意識を向ける食事瞑想など。体の感覚に意識を向ける瞑想をボディースキャンと呼びます。

例えば、仰向けになって足の爪先から少しずつ意識を向ける体の部位を動かしていき、全身をスキャンするように瞑想します。これによって、体の感覚が研ぎ澄まされ、余計な体の緊張が取れ、リラックスした状態になります。時には長い時間床に当たっているところに痛みを感じたり、同じ姿勢でいること、苦痛を感じることもあるかもしれませんが、そのことについても無理に解決しようとせず、その感覚とともにあるようにして過ごします。ボディースキャンには様々なやり方があり、その方法はYouTubeなどで検索すると多数見つかると思います。5分程度の簡単なボディースキャンのガイド音声を私も配信していますので、よかったら巻末の公式ＬＩＮＥにアクセスしてみてください。

●水の音、鳥のさえずりを聞く

森に行ったり、観葉植物に親しむことと同じように、自然の音を聞くことも脳のストレスを和らげます。特に水の流れる音、鳥の鳴き声は癒しの効果が高いようです。川のせせらぎは音楽を聞かせた時や無音の状態よりも、唾液中のストレスホルモンが下がっていたというスイスの研究があります。鳥のさえずりについては、個人的にはミソサザイやヒバリのような高く澄んだ鳴き声に癒されます。カササギやカラスの声にはさほど癒されず、うるさく感じます。癒される水音や鳥の鳴き声をスマホなどで聞けるようにしておくと、渇望でイライラしている心を和らげることができます。

●やめることリストを作る

予定に追いかけられているような感覚のある人は、やめることリストを作ってみましょう。ルーチンになっていることの中には、やめることができるものがあるかもしれません。本当にそれはあなたがやるべきことなのか、いま一度見直す時間を作るのです。

やることが山積みで心に余裕がないと、自分にやさしくなれません。知らず知らずのうちにストレスが蓄積してしまうと、快楽が欲しくなってしまいます。

●朝散歩＋10秒ダッシュ

朝の散歩はセロトニンの分泌と、脳機能活性化に有効です。この第4章の中でランキング1位といってもいいくらい、おすすめです。めまいや耳鳴り、不眠などで、長年困っていた患者さんに朝の散歩をすすめたら、始めて1か月で症状が改善したということも多々経験してきました。特に自律神経のバランスが崩れ、緊張や不安の強い方にはぜひ試していただきたい方法です。

ポイントは、朝日を浴びながら、リズミカルに歩くことです。何分以上しないとダメ、ということはありません。もし、効果をさらに上げたいと思うなら、途中で10秒くらいのダッシュを入れるといいでしょう。体がスッキリとした感覚になり、気分が上がります。

●目玉ポーズ

もし、朝は散歩する時間が取れない、身体的な問題で歩行できないという場合は、目玉ポーズをおすすめします。時間もあって動ける方は、朝散歩の途中でこのポーズを入れるとなお効果的です。玄関先やテラスに出て、直射日光を浴びながら、両手を頭の後ろに当てて空を3秒見上げるという方法です。体を広げる姿勢によってコルチゾールが減って、やる気のホルモン、テストステロンが増えます。そして、空の色や雲の形などをぼんやり眺めることで、考えごとから少しの間解放され、瞑想のような脳を休める効果が期待できます。たった3秒でできる、幸福貯金を増やす方法です。

●知らない人に親切にする

通りすがりの知らない人に親切にするのは、何の見返りも期待しない行為で、純粋な親切です。奉仕の心は相手を喜ばせますが、もっと幸せになるのはあなた自身です。あなたの脳のセロトニンとオキシトシンを増やし、幸福感が高まります。渇望に頼らなくてもいいよう、親切な行為を心がけてみましょう。

もしもあなたの親切な心を行動に移す機会に恵まれなかった日でも、人の幸せを願うことはできます。その日会った人や目に留まった人について「この人が幸せになりますように」と願うと、やさしい気持ちになり、あなたの幸福度が上がります。

●理想の人物になったつもりで行動する

あなたが尊敬する人や、憧れる人になったつもりで行動してみましょう。その人なら、どのように座って本を読み、どのように歩き、どんなことを話すでしょうか。堂々と自信に満ちていますか？　慈愛や賢さがにじみ出ているでしょうか。理想の自分になったところを想像し、なりきってみることで、もうそれが達成したように脳が錯覚します。そして、内側から自信があふれてきます。

●ゾンビ習慣をやりたくなったら「私はやり遂げる人間だ」と言う

新しい習慣を身につける時に、戻りたくなる気持ちはつきものです。この感覚を失敗ととらえて深刻になると、やる気がなくなります。この章で紹介した中からひとつを選んでやり続けてみたけれど、やっぱりゾンビ習慣に戻りたいと思う日もあるでしょう。それは、普通のことで失敗ではありません。むしろ、やっぱりやりたい、やめたくないという気持ちがあるんだと気づいたことは進歩です。

ゾンビ習慣にハマっている真っ最中の時は、その渇望にさえ気づかず、ただ毎日行動を繰り返していたはずです。渇望に気づくようになった自分を祝い、認めてあげてください。そして、これからのあなた自身を信頼するのです。こんなふうに自分に言ってみましょう。「私はやり遂げる人間だ」と。

●一緒に取り組む同志を見つける

あなたがやめたいゾンビ習慣について、同じように悩んでいる人はいませんか？

その人にこれからあなたが始めるチャレンジについて話してみてはいかがでしょうか？もしその人も一緒にやろうかなと言ってくれたら、ぜひ仲間になってもらいましょう。ひとりでやるよりずっと楽しいし、お互いを励まし合ったり、目を光らせてくれたりして、継続する助けになるはずです。習慣作りに効果的なのは、成功したあかつきのご褒美よりも、誰かに見られているということであるという研究結果があります。一緒にゴールを目指す仲間がいれば、旅の苦労は半分になり、成功の喜びは2倍になります。

●何をいつまでにやめるのか紙に書いて、いつも見えるところに貼っておく

固い決意で新しい習慣を身につけようと思っていたはずなのに、いつの間にかすっかり忘れて元に戻っていた、なんてことにならないように、決意したことは紙に書いていつも見えるところに貼っておきましょう。紙に書くことはこの4つです。

1. やめたいゾンビ習慣
2. 新しく身につける習慣
3. スタート日
4. 達成してお祝いする日

スタート日には注意が必要です。今日からなどと安易に始めてはいけません。これまで何年もやめられなかったことですから、準備を周到にしないといけません。

準備とは、①スタート日までに誘惑となりそうなものを捨ててしまうこと。②家族や身近な人に決意を表明して協力をお願いすること。協力とは、ゾンビ習慣に関係するものを見せない、言わない、近づけないようにすることです。甘いものをやめたいと言っている人の前にお菓子を並べるようなことをしないのが、「協力」です。

●抱えているストレスを誰かに打ち明ける

ストレスに負けない、レジリエンスを高める方法を多数紹介してきましたが、本音を言うと、「ストレスに負けないぞ」と頑張らずに、苦しかったらまず身近な人に打ち明けてほしいと思っています。

私は、「こんなことはストレスのうちに入らない」とか、「周りの人はもっと頑張っているから、自分なんて大したことない」とか、そんなことを言いながら自分の苦しみを過小評価して耐え続ける人をたくさん見てきました。

でも、確かにその人は苦しんでいるのです。苦しみは比較で決まるものではありません。

環境も年齢もこれまでの経験や抱えているほかのことも、誰ひとりとして同じ状況の人はいません。だから、あなたが抱えている苦しみを、ほったらかしにしないで、ちゃんと向き合って、自分自身をハグしてあげてほしいのです。

うまく伝えられなくても、言葉にするだけで重い荷物を下ろしたような気持ちになるはずです。話し相手がいないなら、日記に書いて文字にするだけでも、だいぶラクになると思います。

第4章 まとめ

- 物質依存からの脱却には、別の新しい「口の刺激」が効果的
- 行動依存からの脱却には、新たな挑戦やワクワク行動への誘導が効果的
- ストレスからの回復力「レジリエンスの向上」はすべての依存に効果的

COLUMN

Dr.あきこの脱・依存診察室

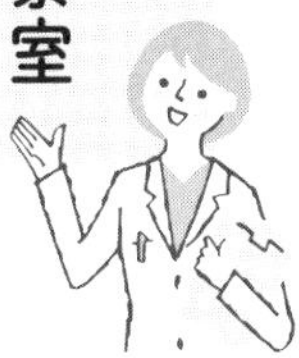

CASE 7

ギャンブル依存のこうたさん（34歳・男性）

こうた「お久しぶりです、先生」

山下「よくいらっしゃいましたね。最後に来られたのは2年半前でしたね。あの頃はお腹の調子がよくなかったですよね。最近はどうですか？」

こうた「あれからも下痢とか腹痛は続いています。実はパチンコにハマってしまって病院に来られていませんでした」

山下「病院に来る時間ももったいないと思うくらい、ハマっていたんですね。それがどうして今日は来る気になったんでしょうか」

こうた「実は、あまり金遣いがひどかったんで先月妻が逃げてしまいました。仕事もクビになりました」

山下「そんなことがあったんですね。それで、これからはどうしようと思っていますか?」

こうた「パチンコをやめて、病院に通って病気も治して、ちゃんと仕事に就きたいです」

山下「大きな決意をされたんですね。主治医として、できる限り応援します。ただ、パチンコが日課だったと思いますが、同じ時間に別のことをするとしたら、何をしますか?」

こうた「就職が決まるまでは、走るとか、運動して過ごそうかと思っています」

山下「走るのが楽しくなるようなアイテム、何か持ってますか?」

こうた「そうですね……。スマートウォッチがあるから、これで距離や、走る速さを測ってみようかな。やる気が出そうです」

山下「いつから始めますか?」

こうた「来週の月曜日から。今週末に実家に引っ越すんで、両親が一緒ならパチンコもせずに頑張れそうな気がします」

山下「もしまたパチンコをしそうになったら、どんなことが原因になりそうですか?」

こうた「店の前を通った時ですかね。今までも何度もやめようと思ったんですけど、通りかかって店の中からあの音が聞こえてきたら、ふらふらーと入ってしまうんです。給料日にそれやっちゃって、有り金全部パチンコに使ってしまったこともあります」

山下「では、これからしばらく、店の前を通らないように過ごすことはできそうですか?」

こうた「できます。実家の近くはパチンコ店がほとんどないから割と安心です。就職先も、通勤でパチンコ店の前を通らない場所を選びます」

山下「来週の月曜から、１か月後の私の外来受診日まで、頑張ってくださいね」

解説

こうたさんには、

やめたい習慣「パチンコ」

新たな習慣「ランニング」

始める日「来週月曜日」

祝う日「私の次の外来受診日」

の４つを紙に書いてもらいました。さらにランニングのタイムを毎日記録して、次回持ってきてもらうことにしました。記録をつけると、毎日続けていることが証拠として残りますし、タイムが良くなれば、さらに達成感があります。パチンコに依存している人は強力なドーパミンを必要としています。周りからの応援とやる気になるような仕掛けなど、様々な方法を組み合わせて新しい習慣を定着させました。

CASE
8

カフェイン依存のまさみさん（61歳・女性）

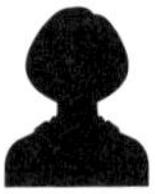

まさみ「頭痛がひどくて困っています」

山下「何か、頭痛のきっかけになったと思うことはありますか？」

まさみ「もしかしたら、カフェインの摂りすぎかもしれません。私、コーヒーが好きで毎日4～5杯飲んでいたんです。仕事で集中できない時はエナジードリンクを買って飲むこともよくあります。でも3日前からきっぱりやめているのに全然よくならないから、カフェインのせいではないかもしれません。飲まないとイライラして落ち着かないし」

山下「確かにカフェインの摂取量は多いようですね。減らそうと思ったのはとてもいいと思います。でも急にやめると離脱症状が出ることもあるので、気をつけたほうがいいですね。頭痛、吐き気、手の震えは離脱症状でよくあります」

まさみ「なるほど、確かにコーヒーとエナジードリンクをやめた後に、頭痛がひどくなってきました。では、またコーヒーを飲みます」

山下「いいえ、ちょっと待ってください。コーヒーやエナジードリンクはカフェインの量が多すぎるので、違う飲み物に変えてみませんか？」

まさみ「コーヒーの味が好きなんですけど、頭痛をよくするためなら頑張ります」
山下「ほかに好きな飲み物はなんですか？」
まさみ「紅茶とか、ジャスミンティー、ハーブティーも好きです。この前おいしいのを見つけたんですよ」
山下「いいですね。いくつか気分の上がるものを買っておきましょう。コーヒーを飲みたくなるのはいつですか？」
まさみ「朝一番です」
山下「それなら、寝る前に朝飲むジャスミンティーなどをキッチンに用意しておくといいですよ。できたらとっておきのいいカップなどと一緒に。明日の朝、おいしいジャスミンティーをきれいなカップで飲むところを想像したら、ちょっと気分が上がりませんか？」
まさみ「確かに朝はコーヒーじゃないとダメだと思っていたけど、それも楽しそうです」
山下「朝以外にはどんな時に飲みたくなりますか？」
まさみ「仕事で疲れた時ですね。眠くなった時も。ひどい疲れの時はエナジードリンクで乗り越えます」
山下「コーヒーやエナジードリンクで元気が出るんですね」
まさみ「はい。1時間ちょっとは頑張れます」

山下「そのあとは、どうなりますか？」

まさみ「またぐったりします。だからコーヒーは1日4杯くらいは必要なんです」

山下「まさみさんは、疲れやすいところも解決する必要がありそうですね。卵や魚をしっかり食べてタンパク質やビタミンB群を摂りましょう。それから、睡眠不足にならないように7時間を目指して睡眠時間を確保してください。疲れやすい体質を改善しないと、コーヒーやエナジードリンクを欲しい気持ちがなかなか直らないと思いますよ」

まさみ「コーヒーのかわりに甘いお菓子にしてもいいですか？」

山下「お菓子も元気が出ますが、体内にあるビタミンB群を消費してしまって、余計に疲れてしまいます。それに、甘いものに依存してしまったら、コーヒーをやめることができても依存するものが変わっただけで解決になりません。朝一番や疲れた時には、紅茶、ジャスミンティー、ハーブティーなどに決めておいたほうがいいです」

まさみ「わかりました。やってみます」

解説

カフェイン依存になると、交感神経が活発になって心臓の鼓動が速くなったり呼吸が浅くなったり、イライラしたりします。そして、急にやめると離脱症状が出て手の震えや頭痛、不安や興奮、幻覚なども起こすことがあります。通常のコーヒーなら1杯30㎎くらい、エナジードリンクはその倍以上のカフェインが含まれます。米国食品医薬局（ＦＤＡ）では、1日当たりの摂取量として４００㎎までを推奨しています。

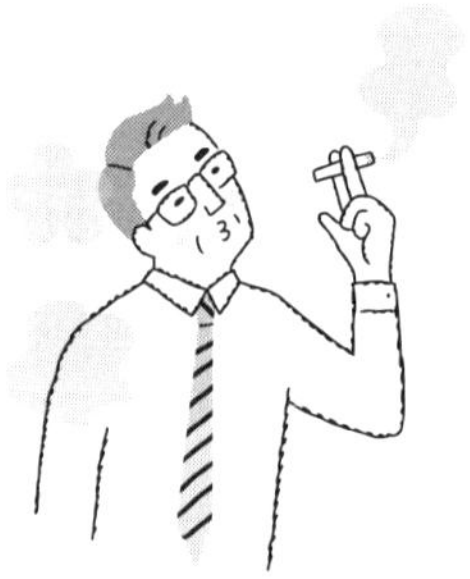

第5章

ゾンビ習慣＝「依存」脱却で待ち受ける未来

1 新しい習慣を身につけて自分を好きになる

●我慢から喜びへ

「ゾンビ習慣は嫌で仕方ないもの」になって、「新しい習慣はワクワクする楽しみ」というマインドセットができたら、あとは勝手に新しい行動を選ぶようになるので、もはや何かを我慢する必要はなくなります。

会いたくて仕方なかった恋人も、ひとたび嫌いになったら「会いたいけど我慢」だなんて思いません。本当に会いたくないだけです。

自分の感情さえコントロールできるようになれば、もうあなたはゾンビ習慣に支配されることはありません。企業の上手なマーケティング戦略も、依存性物質の魔力も、流行《はや》りや世間の流れも、全く恐れることはありません。それは嫌いなものだから、近づけられても逃げたくなります。もうあなたは他人に自分の脳を支配されることから卒業できるのです。そう、あなたの勝ちです。

ゾンビ習慣の替わりに、新しい喜びを手に入れたあなたは、毎日ゾンビに追いかけられて捕まるような日々ではなくなります。あれがないと苦しい、もっと欲しいとイライラするようなものはなく、「今日もあれをやろう」とワクワクした気持ちで新しい行動を続けられます。続けることであなたは少しずつ変化します。はじめは変わらないと思うかもしれませんが、ある日、はっきりと変わったことを感じる日が訪れるでしょう。

やかんに火をかけると、最初は水がぐらぐらしているだけで液体のままですが、沸点に達すると蒸気に変わります。筋トレを続けていてもはじめは変わりがないと思いますが、ある日、筋肉が大きくなっているのに気づきます。そんな自分の変化に気づいたら、ますますうれしくなって続けたくなるという、健康と幸せの上昇スパイラルが起こるのです。

●自分をいたわる心

私は毎朝瞑想をします。自分へのプレゼント、いたわりの時間です。

瞑想を始めた頃は、忙しくてじっと座る時間を作るのが大変だと思っていました。瞑想しなきゃ、とまるで義務のような感覚だった気がします。ところがいつの間にか、瞑想は私の喜びの時間に変わっていました。息を吸うたびに、心や体に幸せが広がって、満たされる感覚があり、息を吐くたびに余計な力が抜けて心が軽くなるような気がします。その喜びに気づいてからは、朝の瞑想が楽しみになりました。さらに、瞑想をすると、その後の気分がすっきりとして仕事もはかどり、笑顔や感謝の気持ちもあふれる感じがします。

瞑想を始めたのは、人生を変えたいと思ったからでした。毎日やるべきことに追われて、将来に希望が持てなかった私は、瞑想を習慣にして人生が好転した人の話を聞いて、私もやってみようと思ったのです。自分を好転させるため、何かしなくちゃと思って始めたことでしたが、結果的には瞑想によって自分に愛情を注ぐ楽しみが増え、良い依存になっています。「コーヒーが飲みたい」と同じような感覚で、「瞑想したい」と思うようになりました。何かを達成するための修業ではなく、自分へのいたわりになる習慣を皆さんにも見つけてもらいたいなと思います。

●自分が好きになる

ゾンビ習慣から抜け出したら、自分への好感度が上がります。自分でやると決めたことをやり遂げた時、「私は実行できる人間なんだ」と思えるようになります。それまでは、「やらなきゃ、でも、できない」と何かにつけては心の中でつぶやいて、自分にネガティブイメージを刷り込んでいたかもしれません。

「やめたほうがいいよね」「やめようかな」「でもやっぱりやめないほうがいいかな」「や

めよう」「やっぱり無理だ」。そんな揺れ動く心は、苦しみでしかありません。同じことを何度も考え続ける反芻思考はうつ病で特に陥りやすい思考パターンです。行ったり来たりする自分の考えに疲れ、そのうち嫌気が差してきて、自分自身も嫌になってきます。

実際に脳エネルギーを消費するので、疲労を感じてほかの活動のパフォーマンスが落ちてしまいます。「やめる」と目標を定めてまっしぐらに頑張っているほうが、脳は疲れません。また手を出してしまい、自分にがっかりすることがあるかもしれません。それでもチャレンジしたということ自体が大きな前進ですよね。

さらに、チャレンジしていると、「お菓子をやめたら体重が減ると思ったのに、やめても体重が減らない」など、思ったような成果が出ないというがっかり体験があるかもしれません。それでも、私はがっかりどころか自分を褒めていただきたいと思います。今までやめる行動をとってなかった自分が、数日でもやめることができたというのはすごい成果です。お菓子を求め続ける自分と、特に必要としない自分を比較してどちらが魅力的かに気づいたら、体重が減っていなくても、ストレス解消のすべをゾンビ習慣に求めず、自己コントロールできているあなたは素敵です。

体重や血液検査などは、ただの数字にすぎません。体の中では数字にならない変化がちゃんと起こっていて、依存性物質が抜けていくに従って、細胞がきれいになっているのは間違いありません。チャレンジすることで起こっているあなたの良い変化をたくさん発見してください。

私の外来診療には痩せたい人が多く来られますが、経過を追う中で体重が減っていく人は「変えたこと、変わったこと」について報告されることが多いのに最近気づきました。「朝ごはんのメニューをこんなふうに変えました」とか、「1日の歩数がこれだけ増えました」とか。逆に、なかなか変わらない人は「できませんでした」「体重がこれだけしか減りませんでした」など、できなかったことを報告します。減った体重が同じでも、人によって物事のとらえ方が全く違うのに驚かされます。

できなかったことに目を向ける人からは、罪悪感、自信のなさ、治療や医療従事者への失望などが感じられます。できたことに目を向けている人は、小さな成果に気づいているので、その顔からは喜びや希望が感じられます。その希望はワクワク感情になり、ドーパミンの分泌がさらに行動を後押ししてくれるでしょう。

どんな小さなことでも、あなた自身の頑張りや変化に気づいて、認めてあげてください。諦めなければ成果は必ずついてきます。

2 自分が変わると周りも変わる

●「逃げる」から「目指す」へ

走っている自分を2パターン、イメージしてみましょう。

ひとつ目は、ゾンビに追いかけられて、ただひたすら逃げている自分です。どこをどんなふうに走っているでしょうか。その時、どんな顔をしていますか？　どんな気持ちでしょうか？　ゾンビに追いかけられたことなんてないからわからないかもしれませんが、私のイメージはこうです。

「夕暮れ時、あたりはどんどん暗くなる。後ろからゾンビが追いかけてくる。走っても振り返ったらすぐ後ろにいる。顔は恐怖で蒼白になり、息は荒く、心臓はドキドキしている。体の筋肉は緊張して思うように走れない。どこに向かったらいいのかもわからず、走っても走っても状況はよくならない。こんなに苦しいなら、いっそのこと捕まってゾンビになったほうがマシかもしれない」

ふたつ目は安心できる我が家に向かって走る自分です。今度の私のイメージはこうです。

「夕暮れ時、我が家が近づいてきた。窓には明かりがともっている。思わずにっこりしてしまう。早く帰って家族と夕食を食べ、温かいお風呂に浸かりたい。疲れていたけれど、我が家を見たら急に元気が出て、足取りが軽くなってきた」

同じような場所、同じような時間、同じ方向へ走っていても、「逃げる」と「目指す」ではこんなに違います。感情が違うと体の反応も違うのがわかりましたか？

ゾンビから逃げている時は交感神経が活発になり、ストレスホルモンであるコルチゾールの分泌が増えます。呼吸が浅く、心拍は上がり、体の緊張が高まります。コルチゾールは、危険を回避するためにこのようにして体を変化させるのです。嫌なものから逃げるのには役立ちますが、長期間続くと心と体が疲れ果ててしまいます。

一方、温かい我が家を目指している時は、たどり着いた時のことを考えるとうれしい気持ちになります。いいことが起こるのを予期して分泌されるホルモンは、ドーパミンですね。ドーパミンは全身に働く神経伝達物質なので、やる気が出るだけでなく、体の動きをスムーズにし、消化器管の動きも助け、睡眠の質も上げてくれます。

あなたがゾンビ習慣と手を切りたいなら、ワクワクする新しい習慣を身につけてください。そして、その先にある本当に手に入れたい自分を鮮明に描きましょう。そこに向かって歩み続けていれば、ちゃんとたどり着きます。本当に手に入れたい理想の自分の姿、それがあなたの本来の自分であり、「我が家」です。気づいたら、ゾンビ習慣のことなんて過去の話になっているはずです。

●みんなを幸せにしたくなる

ゾンビ習慣に振り回されなくなったら、「みんなもやめられたらいいのに」と思うようになります。自分の行動を変えることだって十分大変なことなのですから、自分以外の人の行動を変えることは正直言って本当に難しいことです。

ですから、家族や友人のゾンビ体験をなんとかしたいと強く思ったとしても、無理やり行動を変えようと頑張りすぎないでください。未来と自分は変えられますが、過去と他人は変えられません。「私はやめてほしいと、真剣に思っている」と伝えるのはいいと思いますが、「やめてください」と指示したり、相手からものや機会を奪い取っても、効果は期待できないでしょう。関係が悪くなると、あなたの忠告は相手に聞いてもらえなくなります。むしろ、あなたの言動がストレスとなって、さらに快楽を求める結果になってしまうかもしれません。ただ、自分がやってみてよかった体験は、どんどん周囲の人に語るべきだと私は思います。

私は、お酒を完全にやめてから、飲まない人が自然に周りに増えてきました。実際にコロナ禍以降、飲酒する人は減り続けているので、私の周りだけの話ではないのですが、それでも私も数年前にやめたという人と出会う機会が増えたように思います。

同じようなポリシーや考えを持つ人は、自然と出会う機会が多くなります。そのゾンビ習慣をやめた人のグループが大きくなって発信力が高まれば、やめていない人に影響を与えやすくなるでしょう。

2章でご紹介した人の行動を促進する行動経済学の原則、EASTのSはソーシャルでした。多くの人がやっていると、まだやってない人はやってみたくなるのが人間の心理です。あなたが無理に誰かを変えようと働きかけなくても、あなた自身の良い体験が波紋のように周りに良い影響を与えるのです。

3　新しい習慣を定着させる技術

●新しい習慣で広がる世界

新しい習慣にハマると、そこから世界が広がります。例えば、私は早起き習慣を作る時にココナッツオイルコーヒーをワクワクアイテムにしました。

ココナッツオイルはそれを始める以前から健康効果に注目してよく使っていたのですが、毎日の習慣にしてからはどんな料理に使うとおいしいのか、食べる以外の活用法、病気の治療への応用についてなど、どんどん世界が広がっていきました。ケトン食療法に興味を持ち、その素晴らしさと出会ったのもココナッツオイルを習慣にしたおかげです。もう朝はコレなしでは始まらない必須アイテムです。昼も夜も料理や飲み物にココナッツオイルを使い、ココナッツオイルマイスターの資格も取得しました。

正直、私は熱しやすく冷めやすいタイプで、新しもの好きで飽きっぽい性格です。そんな私が15年以上ハマっているのは自分の体験と科学的根拠の両方で納得したからです。ココナッツオイルをもっと知りたくなった方は、YouTube『マインドフル睡眠チャンネル』

「【ココナッツオイルダイエット】ダイエットはこれ！　ココナッツオイルの活用術を医師が解説！」をご覧ください。

マインドフルネスや瞑想でも、それらを通じて私の世界が広がりました。

ある時、マインドフル・イーティングといって食事に瞑想を活用することで、食べ物への依存が防げることを知り、これは生活習慣病の予防や健康増進に生かせると思って興味を持ちました。そこから、アメリカに行ってＭＢ－ＥＡＴ（Mindful Based Eating Aweaness Treaning）を学んできました。

ココナッツオイルも、マインドフルネスも、深め広がることによって、尊敬できる人物と出会ったり、全く知らなかった分野について知る機会を得たりして、さらに楽しく続けられています。

あなたの心身に良い影響をもたらして、それでいて楽しくて、世界をより豊かにしてくれる、とっておきの習慣を、ぜひ見つけてください。すぐには見つからなくても、いろいろ試してみるのもいいのではないでしょうか。昔ハマっていた趣味や特技などを復活させてもいいかもしれません。自然に仲間ができて、気づけば生活の一部になっているのが理想的です。

●新しい習慣を定着させる方法5選

最後に新しい習慣を途中でやめてしまわないために、役立つ方法を5つお伝えします。私は健康作りには脱・依存と習慣化のふたつが非常に重要だと考えています。それで習慣化については習慣化コンサルタントの古川武士さんが本やセミナーで教えられていることを学び、実践してきました。一昨年は、古川さんとのコラボで健康習慣化プログラムを開くことができ、参加者の方の新しい習慣作りの支援に関わることができました。

ここでは、古川さんに教わり、私が実践したことの中から、特におすすめの習慣化の技術を5つ選んでお伝えします。

①完璧を求めない

毎朝30分散歩をすると決めても、予定が入ってできないこともあると思います。そんな時に「30分も時間が取れないから、今日は無理」とやめてしまうのではなく、「何分だったら歩けるだろうか」と、できる範囲で実践することをおすすめします。完璧な形でなくても、続けることに意義があるのです。

さらに、大雨や台風で散歩に行けない日もあるでしょう。そのような「できない日」もある程度予測しておくことが大切です。できない日があってもいいのです。

ただし、数日やらないとその習慣の存在を忘れやすくなってしまいます。例えば、「休む日があっても3日は空けない」というようなマイルールを作っておくのもいいでしょう。完璧にこだわらずに、どんな形でも、途中でサボってもいいので、緩く長く続けてみましょう。

②ルーチンに組み合わせる

毎日あなたが必ずやることに、新しい習慣をくっつける方法です。新しいことを脳に刻み込んで、それを毎日の習慣にするのは結構ハードルが高いことなので、すでに習慣になっていることと連動すればいいのです。私の朝のウオーキング習慣は、子どもが学校に行く時に送り出すのと同時にスタートします。「行ってらっしゃい」と言ったらそのままスタートするので、忘れることはありません。ただし、休みの日はリズムが乱れがちなので改善の余地がありそうです。

③カレンダーに、できた日だけ印をつける

実行できた日は、壁掛けカレンダーなど、よく目につくものに大きく花丸をつけてみましょう。これが続くとうれしくなります。しかし、できなかった日に大きくバツをつける

のはやめましょう。それを見るとがっかりして、やる気がそがれます。人によってはこれ以上バツをつけないよう頑張ろうと奮い立つかもしれませんが、失敗したイメージが脳に刷り込まれるのは、習慣化にいいとは言えません。できた自分を可視化して、気分を上げて次につなげていきましょう。もし花丸がつかない日があっても大丈夫。またいつでも再開すればいいのです。続けていればそのうち、花丸をつけたりしなくてもその習慣が身につく日がやってきます。ワクワク習慣が続いていれば、カレンダーへの印づけは忘れてしまってもいいのです。

④記録する

完全に習慣化するまでは、日記や手帳などにその習慣をやってみた感想や、できなかった日の理由など記録してみましょう。ただ記録するだけで、頭でぐるぐる考えている時よりも、発見がたくさんあります。「この習慣は意外とワクワクしなかったから、別の習慣にしてみよう」など、もっと良い習慣が見つかることもありますし、「こんな時は忘れやすいから、時間になったらアラームを鳴らしてみよう」など、中断しないためのアイデアが湧いてくることもあります。

⑤セルフトーク

心のつぶやきです。頭の中で無意識にしゃべっている言葉は、私たちの感情、思考、行動に影響を与えるので、いつもどんなつぶやきをしているのか、注意してみましょう。

新しい習慣を作る時に、なかなかうまくいかないとつい、自分や物事に批判的な言葉をかけてしまうかもしれません。例えばこんなふうに。

「また、できなかったね」

「何をやっても続かないんだから」

「そううまくいくはずないよ」

しかし、こんな声かけを続けていると、脳はこのように判断します。

「私は、いつも決めたことを実行できない」

「私は、何をやっても続けられない」

「この方法は、うまくいかない」

このようなマインドセットが出来上がると、悪循環です。

それなら、悪循環を断ち切るために、心のつぶやきをこう言い換えましょう。

「今日は、できなかったね」

「続かないことに、自分でがっかりしてるね。大丈夫、明日からまた始めればいいよ」

「うまくいくには、どうしたらいいかな」

何かを成し遂げるために、自分自身の厳しいコーチになる必要はありません。あなたをやる気にさせてくれる人は、どんな人ですか？　あなたの力を信頼し、うまくいっている時は一緒に喜び、失敗した時は一緒に悲しんで、伴走し続けてくれる人ではないでしょうか。あなた自身が、あなたの最高のコーチになりましょう。そして、もう大丈夫という時が来たらこんなふうに言ってあげてください。

「本当によく頑張ったね。やっぱり私って最高！」

第5章まとめ

- ゾンビ習慣＝依存からの解放のカギは「ワクワクする新しい習慣」
- 自分が変わることで、周りにも幸せのスパイラルが生まれる
- 依存からの決別に最も大切なのは、自分自身が最高のコーチになること

COLUMN

Dr.あきこの脱・依存診察室

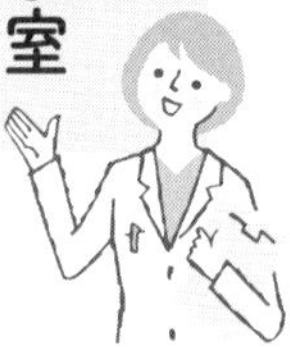

CASE 9 薬物依存の純さん（20歳・男性）

純「先生、お久しぶりです」

山下「本当に！　もう大学生ですか？」

純「はい、おかげさまで進学できました。今日は鼻水と咳があってきました」

山下「ちゃんと病院でお薬をもらうようになったんですね」

純「もう、ドラッグストアで大量に風邪薬を買って飲んだりはしていませんよ」

山下「信じていますよ（笑）。きっぱりやめられて、本当に良かったです」

純「中3の頃、病院に運ばれた後も、実は半年くらいオーバードーズ（医薬品の過量摂取）を続けていました。受験勉強する時、眠くても集中するには咳止めをたくさん飲むのが一番効くって思っていたんです。親が厳しかったから、絶対成績を落としちゃいけないって思っていたし、ハイになる感じにハマってました。実際は何時間かしたら、頭痛とか吐き気で具合が悪かったんですけどね。それでもやめられなかったんです」

山下「どうしてやめられたんですか？」

純「友達が亡くなったんです。急に。そいつ、クラスでいじめられてから、学校に来ていなかったんですけど、家で風邪薬を大量に飲むのを繰り返してたらしくて。それで亡くなって聞きました」

山下「そんなことがあったんだ」

純「それで、死にたくないって本気で思ってやめました。でも、自分もそいつも、いろいろ悩んでいながら、誰にも相談できなかったんですよ。そこをなんとかできたら、薬に頼らなくて良かったのかなって思います」

山下「そうですね。薬が必要だって思うくらい、苦しかったんですよね」

純「だから、そんな人たちの力になりたいと思って、心理学を勉強するために大学受験を頑張ったんです。いい点数を狙うためじゃなくて、夢をかなえるためだって思ったら、薬なんかなくてもやる気が出て、頑張れました」

山下「夢のために大学受験を頑張るって素敵ですね。受験が終わってからは物足りなくなりませんか？」

純「実は今、NPO団体を立ち上げようとしているんです。アルコールや薬物依存って自助グループがあるけど、中高生のオーバードーズってサポートしてくれるところが少ないんですよね。それで、サポートセンターを作ろうって」

山下「すごい！」

解説

ドラッグストアなどで買える薬の過量摂取で病院に搬送されたり、命を落とす若者が増えています。オーバードーズと呼ばれ、2022年に、患者は5年前の1・5倍になっています。依存を経験した人たちが集まり、一緒に乗り越えようとするグループを自助グループと呼びます。自助グループでの活動はアルコール、薬物、ストーカーなど、依存症には有効な方法です。純さんは、自ら乗り越えた経験を持っているからこそ、それを生かして人の役に立つ活動を始めています。

CASE 10

ダイエット依存の恵子さん（48歳・女性）

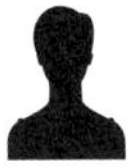

山下「恵子さん、体調はいかがですか？」

恵子「先生、手のしびれがなくなったんです。夕方の疲れや頭痛もほとんど消えました」

山下「良かったです！　実は今日の検査結果、鉄分や亜鉛の数値が正常でした」

恵子「うれしい！　この1か月先生が言われていたように、食事に気を配ったんです」

山下「どんなことに気をつけたんですか？」

恵子「外食やお惣菜をやめて、ほとんど自炊してます。卵、魚、肉のどれかは毎食食べるようにしています。この前は料理教室にも行って来ました。みんなで作ったボーンブロススープは最高でした。その先生は、栄養を用いて細胞を元気にする分子栄養学を学んで、それを生かした料理を教えてくれるんです」

山下「いい先生に出会いましたね！　料理を楽しんでいるのもいい感じですね」

恵子「作ったり、学んだり、確かに最近楽しいですね。それに、結構いろいろ食べていますけど、体重が少しずつ減ってます。先生の外来診療に来た時は、とにかく痩せたくて必死でいろんなダイエットを試していたのに、体重全然減らなかったんです」

山下「あの頃は、痩せない、しびれる、疲れるって言われてましたよね」

恵子「先生にその症状は鉄、亜鉛、ビタミンB群が足りないからだ。しっかり栄養を摂るようにって言われて、あの時は驚きました。痩せる薬やしびれが治る薬を出してもらえば解決すると思っていましたから。でも、言われた通りに食生活を変えてみて良かったです」

山下「本当によく実践されたと思います。肌や髪がつやつやして輝いていますね。以前はチョコレートやポテトチップスをよく食べていましたけど、最近はどうですか？」

恵子「全然欲しくないです。食べたら、その後、余計調子が悪いってはっきりわかりましたから。肌も荒れるし、味は濃いし、なんで好きだったのかなって思うくらい、今は興味がないです」

山下「そうですか。それはすごい心境の変化ですね。もう、薬はやめましょう。恵子さん、今回で私の外来診療は卒業です」

恵子「今までありがとうございました！」

解説

恵子さんは体重を気にして、手っ取り早く痩せる方法を探して私の外来診療に来られました。聞いてみるとたくさんの不調があって、栄養不足のオンパレードでした。体重を増やさないために食事を抜いて、お菓子を食べるということも日常茶飯事に。若い頃はそれで良かったのですが、次第に体調不良に悩まされることになりました。体重は頑張っている割には増えたり減ったりして、ダイエット効果もいまひとつ。けれど、お菓子を食べることに対する嫌な記憶や感情を引き出し、栄養が整った料理を楽しむ気持ちを高めることで、恵子さんの食生活はどんどん変わり、ついには卒業することができました。患者さんだけでなく、マインドフルライフコーチの受講生にも同じような体験をされた方が多くいらっしゃいます。そして、その体験を語り合うことによって、さらにほかの人の行動にも良い影響が出ています。

おわりに

本書を最後までお読みいただき、ありがとうございました。

コロナ禍で多くの人が外出できなかった2020年、日本人の健康状態は二極化が進みました。ある人は外食が減って、家族の絆が深まって生活が健康的になり、ある人は運動量が減り、お酒や間食が増えて、メンタル不調を来し、不健康になっていったのです。

国税庁と厚生労働省の統計によると、成人ひとり当たりの飲酒量はこの20年で約2割減っていますが、アルコール性肝疾患で死亡した人は2倍になっています。

2015年に経済協力開発機構（OECD）は、「日本は飲酒量の多い2割の人が、全アルコール消費量の7割を消費している」と指摘しています。

このように「やめられない」という問題が、日本人の病気を増やし続けています。医療がいくら発達しても、原因が取り除かれないと私たちは健康と幸せに近づくことができません。

私はこれまで、数多くの失敗を繰り返しながらも患者さんの習慣改善に取り組み続けてきました。厳しく言ったら離れますし、言わなかったら変わりません。どうしたら、ゾンビ習慣から抜け出してもらえるのか常に考え、マインドフルネス、コーチング、分子栄養学などを学び、ヒントを求めて多数の論文を調べ続けました。

結局、運動すればいいとか、これを食べたら良いとか、万人に当てはまるシンプルな答えはありませんでした。

それぞれの人が抱える複雑な問題をひも解き、その人に合ったアプローチを見つけ出すしかないのです。

ある頃から、患者さんの話をじっくりと聞き、どんな感情が行動を作っているのかに触れることができた時、解決の扉が開くのを感じるようになりました。

それからは、「やめられない」をやめる患者さんが徐々に増え、通院を卒業できる方が次々と現れるようになったのです。患者さんが外来診療を卒業されるほどうれしいことはありません。

本書では、やめられない行動と向き合い、質問に答えていくことで、ご自身の感情と向き合えるように工夫しました。一度でうまくいかなくても、それは失敗ではありません。自分と対話する時間を作ることが、ゾンビ習慣から脱却するためのトレーニングなのです。
あなたがこの本をきっかけに新しい習慣を身につけて、より幸福が感じられるようになることを心から願っています。

最後に、本書の企画・編集を担当してくださった原口りう子さんに心からお礼を申し上げます。私のアイデアを尊重しつつ、より良い本に仕上げてくださいました。執筆中は細やかなサポートに助けられました。株式会社マインドフルヘルスの葉月さん、西さん、マインドフルライフコーチのメンバーの皆さん、医療法人社団如水会今村病院で一緒に働く皆さん、本書のモデルとなった患者さん、愛する家族、ここでは全員のお名前をあげることができませんが、私と関わってくださるすべての方々に感謝の気持ちを捧げます。

2024年1月

山下あきこ

参考文献

【1章】

●厚生労働省の2022年国民生活基礎調査

●Dalton MA, Sargent JD, Beach ML, et al. Effect of viewing smoking in movies on adolescent smoking initiation: a cohort study. Lancet. 2003 ; 362:281-285.

● Nutt D, et al. Development of a rational scale to assess the harm of drugs of potential misuse. Lancet 369:1047-53,2007.

●Camargo CA Jr. Moderate alcohol consumption and stroke. The epidemiologic evidence. Stroke. 1989; 20:1611-26 ／ Kitamura A, Iso H, Sankai T, et al. Alcohol intake and premature coronary heart disease in urban Japanese men. Am J Epidemiol. 1998;147:59–65. ／ Zhao J, Stockwell T, Roemer A, et al. Alcohol Consumption and Mortality From Coronary Heart Disease: An Updated MetaAnalysis of Cohort Studies. J Stud Alcohol Drugs. 2017 ;78(3):375-386

●GBD 2016 Alcohol Collaborators. Alcohol use and burden for 195 countries and territories,. 1990–2016: a systematic analysis for the. Global Burden of Disease Study 2016. Lancet. 2018; 392: 1015–35.

●Moxham J. Nicotine addiction. BMJ. 2000 Feb 12;320(7232):391-2. doi: 10.1136/bmj.320.7232.391. PMID: 10669423; PMCID: PMC1117526.

●『果糖中毒――19億人が太り過ぎの世界はどのように生まれたのか？』（著：ロバート・H・ラスティグ、訳：中里 京子／ダイヤモンド社）

8.Dong G, Devito EE, Du X, Cui Z. Impaired inhibitory control in 'internet addiction disorder': a functional magnetic resonance imaging study. Psychiatry Res. 2012 Aug-Sep;203(2-3):153-8. doi:

●1016/j.pscychresns.2012.02.001. Epub 2012 Aug 12. PMID: 22892351; PMCID: PMC3650485.

●平成29年度全国調査の概要（SOGS〈※1〉に関する調査）全国調査結果の中間とりまとめ（2017年9月29日 久里浜医療センター 発表）

【2章】

●https://natgeo.nikkeibp.co.jp/atcl/news/23/010600007/

●Daniel Kahneman and Angus Deaton, “High Income Improves Evaluation of Life but Not Emotional Well-Being,” Proceedings of the National Academy of Sciences 107, no. 38（September 21, 2010）: 16489-93, https://doi.org/

【3章】

●Ussher, Michael, et al. "Acute effect of a brief bout of exercise on alcohol urges." Addiction 99.12 (2004): 1542-1547.

●Taylor, Adrian H., Michael H. Ussher, and Guy Faulkner. "The acute effects of exercise on cigarette cravings, withdrawal symptoms, affect and smoking behaviour: a systematic review." Addiction 102.4 (2007): 534-543.

●厚生労働省ホームページ　令和2年版厚生労働白書－令和時代の社会保障と働き方を考える－ https://www.mhlw.go.jp/stf/wp/hakusyo/kousei/19/backdata/01-01-02-01.html

●平均寿命の世界ランキング
World health statistics 2022: monitoring health for the SDGs, sustainable development goals | WHO ／世界の平均寿命　今後の予測
Foreman, Kyle J., et al. "Forecasting life expectancy, years of life lost, and all-cause and cause-specific mortality for 250 causes of death: reference and alternative scenarios for 2016–40 for 195 countries and territories." The Lancet 392.10159 (2018): 2052-2090.

●Park, Bum-Jin, et al. "Physiological effects of shinrin-yoku (taking in the atmosphere of the forest)—using salivary cortisol and cerebral activity as indicators—." Journal of physiological anthropology 26.2 (2007): 123-128.

●Nader, K., Schafe, G.E., & Le Doux, J.E. (2000).
Fear memories require protein synthesis in the amygdala for reconsolidation after retrieval. Nature, 406(6797), 722-6. [PubMed:10963596] [WorldCat] [DOI]

●Kano F, Tanaka M, Tomonaga M. Enhanced recognition of emotional stimuli in the chimpanzee (Pan troglodytes). Animal Cognition, 11, 517-524

【4章】

●https://medium.com/the-mission/to-have-what-you-want-you-must-give-up-whats-holding-you-back-65275f844a5a

●『Nature Fix』（フローレンス・ウィリアムス／NHK出版）

山下あきこ

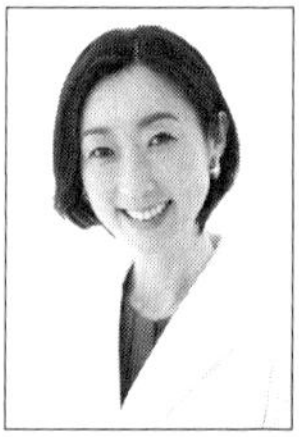

医学博士、内科医、脳神経内科専門医、抗加齢医学専門医

1974年佐賀県生まれ。1999年川崎医科大学卒業、2001年～福岡大学病院脳神経内科勤務、2005年～米国フロリダ州メイヨークリニックジャクソンビル神経内科留学、2007年～佐賀県如水会今村病院勤務。病気を治すより、人々が健康づくりを楽しむ社会を目指し、2016年に株式会社マインドフルヘルスを設立。アンチエイジング医学、脳科学、マインドフルネス、コーチングを取り入れたセミナー、企業研修、個人健康コンサルティング等を行っている。著書に『やせる呼吸』（二見書房）、『こうすれば、夜中に目覚めずぐっすり眠れる』（共栄書房）、『死ぬまで若々しく元気に生きるための賢い食べ方』（あさ出版）、『悪習慣の罠』（扶桑社）がある。

◀ Dr.あきこの公式LINE『Mindful Health』
第3章で紹介した「エモーションシフト」のワークシート完全版、P.149のボディースキャンガイド音声などの読者特典はこちらから。
ダウンロードパスワードは「yamerarenai」。

STAFF
デザイン　後藤裕二（ティオ）
イラスト　西谷 久
編集　原口りう子

「やめられない」を「やめる」本
―脱・依存脳―

2024年 1 月29日 初版第1刷発行
2024年11月27日　第2刷発行

著者　山下あきこ
編集人　安田典人
発行人　宮澤明洋
発行所　株式会社 小学館
〒101−8001
東京都千代田区一ツ橋2−3−1
編集　03- 3230- 5930
販売　03- 5281- 3555
印刷　萩原印刷株式会社
製本　株式会社若林製本工場

ISBN 978-4-09-311563-6